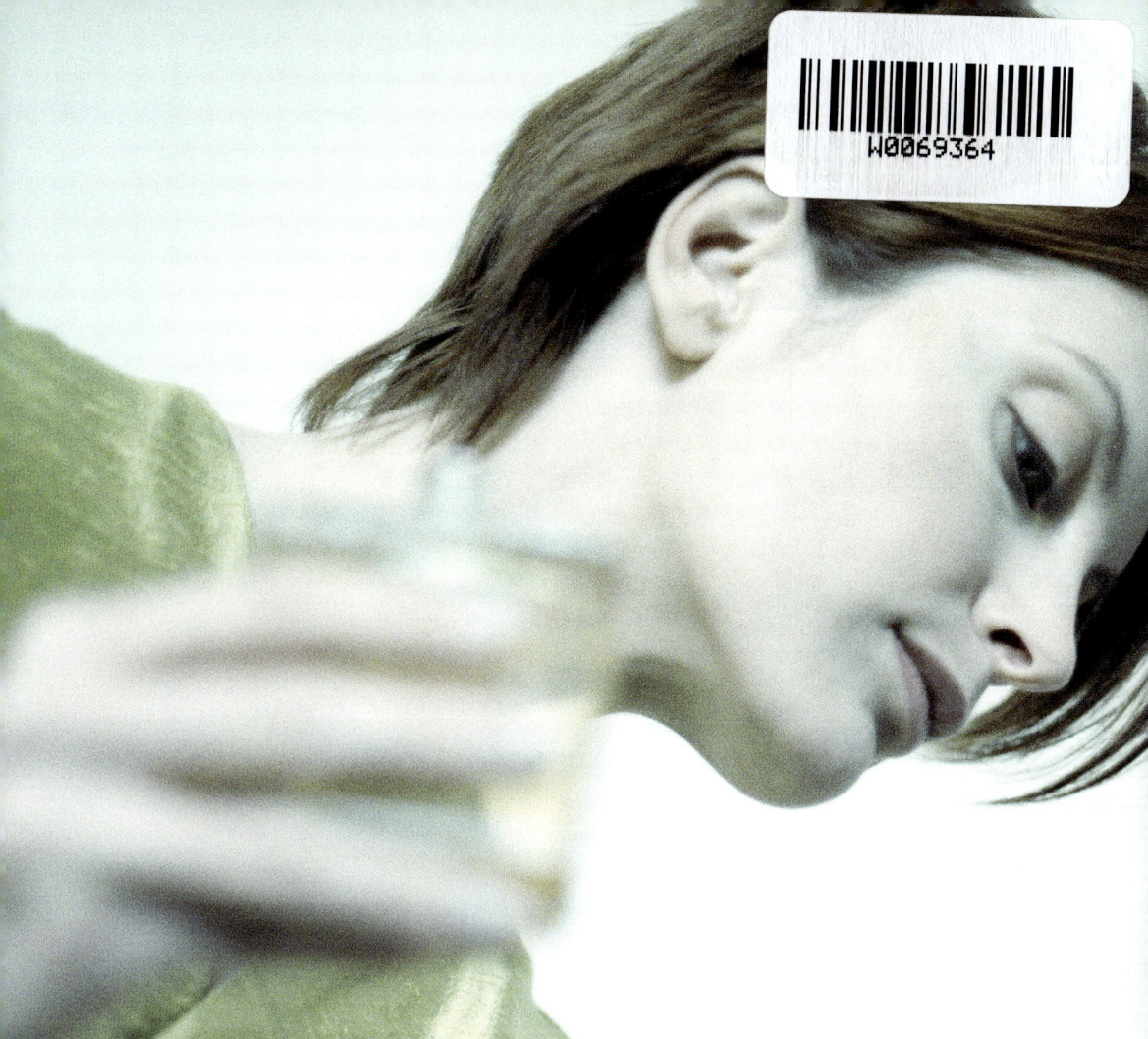

W0069364

Mag. pharm. Dr. Harald Fischer:

Harnwegsinfektionen

→ Erfolgreich vorbeugen mit Naturheilkunde und Schulmedizin

→ Die wirksamsten Therapien von der Preiselbeere bis zu Antibiotika

→ Bei akuten, chronischen und katheterbedingten Infektionen

VERLAGSHAUS DER ÄRZTE
GESELLSCHAFT FÜR MEDIENPRODUKTION UND KOMMUNIKATIONSBERATUNG GMBH

© Verlagshaus der Ärzte GmbH, Nibelungengasse 13, A-1010 Wien

Wien, 2. Auflage 2005

Das Werk ist urheberrechtlich geschützt. Die dadurch begründeten Rechte, insbesondere das der Übersetzung, des Nachdrucks, der Entnahme von Abbildungen, der Funksendung, der Wiedergabe auf fotomechanischem oder ähnlichem Wege und der Speicherung in Datenverarbeitungsanlagen, bleiben, auch bei nur auszugsweiser Verwendung, vorbehalten.
Geschützte Warennamen (Warenzeichen) werden im Buch nicht besonders kenntlich gemacht. Aus dem Fehlen eines solchen Hinweises kann aber nicht geschlossen werden, dass es sich um einen freien Warennamen handelt.

ISBN 3-901488-46-4

Umschlag: malanda buchdesign, Andrea Malek, Graz
Satz: Zehetbauer/Salzer Werbeagentur GmbH, Wien
Umschlagfoto: Photo disc
Projektbetreuung: Hagen Schaub
Druck & Bindung: Ferdinand Berger & Söhne GmbH, Horn

Printed in Austria

Autor und Verlag haben alle Buchinhalte sorgfältig erwogen und geprüft, dennoch kann keine Garantie übernommen werden. Eine Haftung des Autors bzw. des Verlags wird daher nicht übernommen.

Bei einer Harnwegsinfektion können Harnröhre, Blase oder Harnleiter entzündet sein, die Erkrankung kann sich zudem auch auf die Nieren ausdehnen. Auslöser sind Viren oder Bakterien, die durch die Harnröhre in die Blase wandern und sich im Urin wie in einem Brutkasten vermehren.

Fast jede vierte Frau erlebt zumindest einmal im Leben eine Harnwegsinfektion, viele leiden immer wieder daran. Wenn Männer zunächst weit weniger betroffen sind, so holen sie im Laufe ihres Lebens aber doch auf und im Alter sind Harnwegsinfektionen auch bei ihnen durchaus häufig und fast immer mit größeren Problemen verbunden. Auch Kinder unter drei Jahren, also vor allem im Windelalter, leiden an Harnwegsinfektionen, wobei etwa 4 bis 5 % der Mädchen und 1 % der Buben betroffen sind. Ein durchaus häufiges Problem also, dem sich dieser Ratgeber ausführlich widmet.

Wir erklären die Funktion der betroffenen Organe und wie sich Bakterien dort festsetzen können. Da Harnwegsinfektionen vor allem in bestimmten Lebensabschnitten oder bei bestimmten Erkrankungen besonders häufig auftreten, haben wir Verlauf und Behandlung bei unterschiedlichen Betroffenengruppen beschrieben, so etwa bei Kindern, Schwangeren, Frauen in der Menopause, Diabetikern oder alten Menschen.

Das Buch erläutert alle Therapiemöglichkeiten, von einfachen Selbsthilfemaßnahmen (die oft auch große Wirkung zeigen) bis hin zum medikamentösen Einsatz. Einen besonderen Stellenwert in der Behandlung nehmen seit kurzer Zeit Preiselbeeren ein. Da sie hierzulande als einfaches und sehr erfolgreiches Mittel noch wenig bekannt sind, wird ihre Wirkungsweise gesondert erklärt.

Aus den Selbsthilfemaßnahmen leiten sich auch vorbeugende Möglichkeiten zur Verhinderung einer Harnwegsinfektion ab, die vor allem für jene Menschen wichtig sind, die vermehrt unter Blasen-/Nierenschmerzen leiden. Einfache Mittel können vielfach Harnwegsinfektionen auch bei besonders oft Betroffenen vorab verhindern!

Eine ausführliche Würdigung erfährt zudem die Interstitielle Zystitis, eine schwere Erkrankung, die noch immer so gut wie unbekannt ist und leider noch immer nicht erfolgreich therapiert werden kann. Hier müssen sich alle Bemühungen darauf richten, das Leiden der Betroffenen zu bessern und Schmerzen zu lindern.

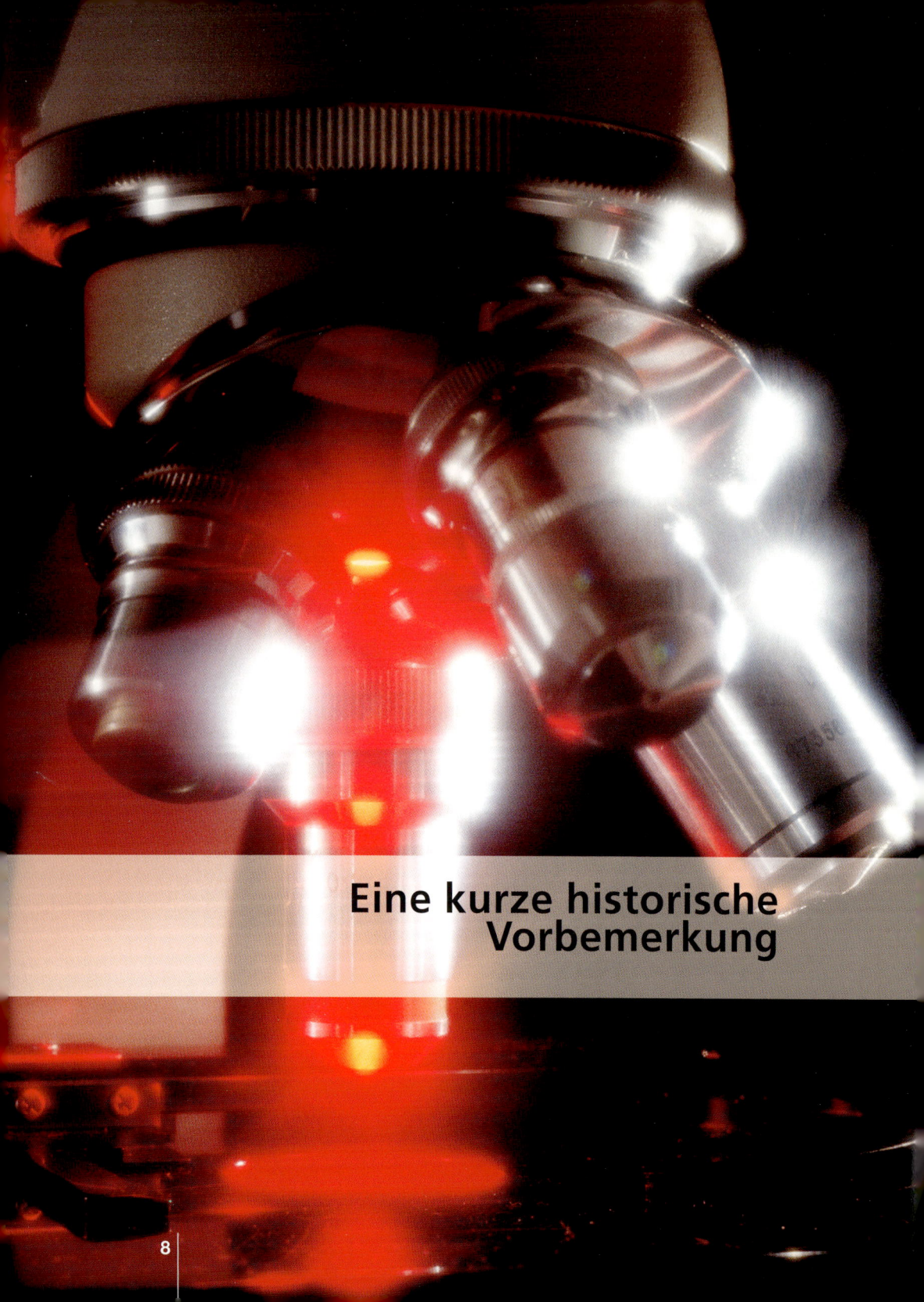

Eine kurze historische Vorbemerkung

Symptome einer Urethritis (Harnröhrenentzündung) waren bereits in Mesopotamien bekannt. Auf Keilschrifttäfelchen aus Ninive (um 600 v. Chr.) konnte man lesen: „Das Glied ist entzündet, ist verschlossen. An der Vorhaut ist ein Ausfluss. Den Kranken sticht sein Glied, wenn er Harn lässt. Eiter geht in seinem Glied immer hin und her und seine Manneskraft ist gefesselt." Durch Altertum, Mittelalter und Neuzeit ziehen sich Beschreibungen sexuell übertragbarer Erkrankungen mit urethralem Ausfluss. Unterschiedliche Ursachen wurden damals zwar schon vermutet, aber erst nach der Entdeckung und Züchtung des Erregers der Gonorrhoe (1879 bzw. 1882) konnte man genau zwischen einer gonorrhoischen und nichtgonorrhoischen Urethritis unterscheiden. Die Gonorrhoe konnte nach Entdeckung der Sulfonamide (ab 1936) sowie des Penizillins (ab 1943) wirksam therapiert werden.

Bereits 1860 vermutete Pasteur, dass der „Blasenkatarrh" (Zystitis) durch Mikroorganismen entsteht, die mit Instrumenten in die Blase gelangt sind. Diese Theorie wurde kurz danach auch von klinischer Seite bestätigt und in den folgenden Jahren wurden aus dem Urin von Patienten mit Blasenkatarrh verschiedene Bakterienarten isoliert. Dennoch gab es immer wieder namhafte Mediziner, die andere Ursachen für diese Erkrankung verantwortlich machten. Zwischen 1890 und 1900 wurde die bakterielle Äthilogie und die Bedeutung von Escherichia coli bei der Zystitis in mehreren Arbeiten bewiesen. Seit damals ist auch die Abgrenzung zwischen bakterieller und abakterieller sowie chemisch verursachter Zystitiden bekannt.

Louis Pasteur
1822-1895

Eiter in der Niere war zumindest schon den frühen griechischen Ärzten bekannt: Hippokrates (460-370 v. Chr.) beschrieb den Durchbruch von Eiter in den Darm. Die größten Fortschritte im Verständnis der Vorgänge bei der Infektion der Niere wurden aber wieder im 19. Jahrhundert erzielt.

Interessant ist, dass die Ärzte im alten Ägypten verschimmeltes Brot, das vermutlich in geringer Menge antibakterielle Stoffe enthielt, durchaus erfolgreich als Mittel gegen Darm- und Blasenkrankheiten und eiternde Wunden einsetzten.

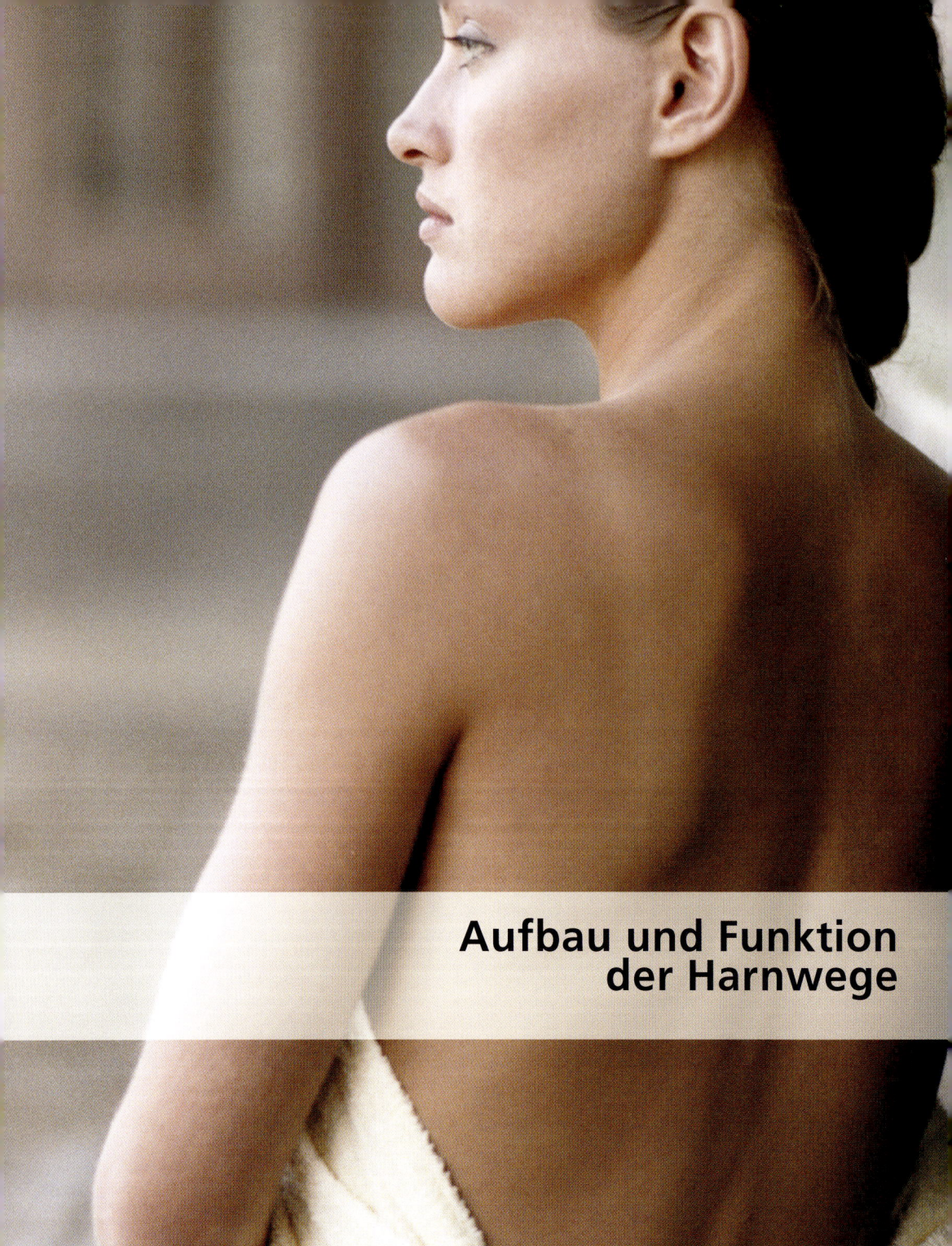

Aufbau und Funktion der Harnwege

Der Urin

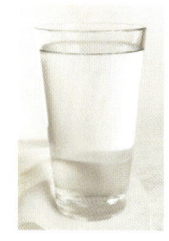

Der Flüssigkeitshaushalt des menschlichen Organismus wird durch die Wasseraufnahme in Form von Nahrung und Getränken sowie in der Ausscheidung auf vier Hauptwegen (Niere, Haut, Lunge und Darm) geregelt. Alle Funktionen der Ausscheidung sind durch sensible Mechanismen zentral gesteuert und die jeweiligen Organe haben neben der Wirkung auf den Wasserhaushalt auch noch andere wichtige (Haupt-) Aufgaben. Dadurch wird auch die Zusammensetzung der jeweiligen wasserhaltigen Ausscheidungen durch die Überlagerung mit anderen Stoffwechselkomponenten bestimmt.

Die Bildungs- und Austrittsorte dieser wasserhaltigen Ausscheidungsprodukte sind auch immer mehr oder weniger von Mikroorganismen besiedelt bzw. werden von unfreundlichen Keimen als Eintrittspforte in „verbotene" Körperzonen genutzt. In der Natur bildet sich für solche gegensätzlichen Interessen von Lebewesen meist ein effizientes Abwehrsystem aus, das in einem Gleichgewicht der Kräfte besteht: Die gestaffelten Systeme der Abwehr lassen nur einen Bruchteil von Angreifern bis in die Körperzellen selbst vordringen, mit denen letztendlich dann die „Polizei" im Blut leicht fertig wird. Dass es allerdings nicht immer optimal mit der Verteidigung gegen unerwünschte Mikroorganismen läuft, zeigt die Vielzahl an Infektionskrankheiten, u.a. auch der Harnwege.

Der Urin, auch Harn genannt, ist ein deutlich wässriges Ausscheidungsprodukt, während in den anderen drei Formen die Flüssigkeit nicht immer sichtbar ist. Wenn allerdings der Körper durch erhöhte Schweißabsonderung oder Durchfall abnormal viel Wasser verliert oder durch zu geringe Flüssigkeitsaufnahme kein ausreichender Nachschub (z.B. des nicht unbeträchtlichen Wasserverlustes in der Atemluft) eintrifft, gerät die Niere in eine Krise, denn ihre Hauptaufgabe der Blutreinigung funktioniert nur, solange keine „Austrocknungsgefahr" besteht.

Die Bildung und Ausscheidung von Urin dient also sowohl der Regelung des Flüssigkeitshaushalts als auch der Entsorgung von Harnstoff, Harnsäure und anderer Stoffwechsel-Endprodukte. Ein erwachsener Mensch produziert pro Tag etwa 1 bis 1,5 Liter Urin, wobei ca. 30 Gramm Harnstoff ausgeschieden werden. Urin enthält ferner geringe Mengen an Zucker (Glucose). Viele weitere Substanzen wie Hormone oder Duftstoffe kommen in geringen Mengen im Urin vor. Der pH-Wert des Urins liegt zwischen 4,5 und 8,0.

pH-Wert
pH ist die Abkürzung für Potenz und Maß (pondus hydrogenii). Der pH-Wert zeigt die saure, neutrale oder alkalische Reaktion einer bestimmten Lösung an.

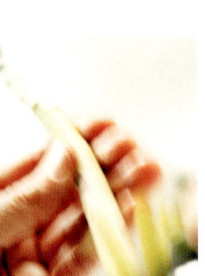

Der frisch entleerte, normale, körperwarme Harn ist hell- bis dunkelgelb, durchsichtig und klar. Bei reichlicher Flüssigkeitszufuhr wird er fast wasserhell, nach starker körperlicher Anstrengung, Schwitzen und Fieber dunkelgelb bis bräunlich.

Menge, Farbe, Geruch, Zusammensetzung und Reaktion des Harns hängen von der Flüssigkeitszufuhr, der Ernährung sowie dem Stoffwechsel ab, sodass sie bereits unter physiologischen Bedingungen Schwankungen unterworfen sind.

Markante Einflüsse auf die Farbe haben sowohl manche Lebensmittel (z.B. rote Rüben), bestimmte Medikamente (Beipacktexte aufmerksam lesen!) und auch Erkrankungen (Rot-, Braun- bis Schwarzfärbung bei Blut im Harn, Trübung durch Eiter, Schleim).

Auch eine Geruchsveränderung kann auf eine Erkrankung hinweisen: Durch Bakterien in der Blase kommt es zur Zersetzung des Harns, der daraufhin eine alkalische Reaktion zeigt – ausgelöst durch Ammoniak, wie er in schlecht gepflegten Pissoirs oder bei lange stehenden Nachtgeschirren angetroffen wird. Wie bei der Farbe, gibt es auch beim Geruch markante Einflüsse durch bestimmte Nahrungsmittel (z.B. Spargel) und Medikamente.

Der pH-Wert des frischen Harns ist meist schwach sauer. Mit zunehmender Harnkonzentrierung (z.B. nach starkem Schwitzen), erhöhtem Eiweißumsatz bei Fieber und nach Fleischnahrung nimmt der pH-Wert ab, bei vegetarischer Kost fällt die Reaktion eher neutral bis alkalisch aus.

Die Betrachtung und Beurteilung des frisch gelassenen Urins gehörte schon in früheren Zeiten zur ärztlichen Routine und ist auch heute nach wie vor sinnvoll. Auch für die Selbstbeobachtung durch Patienten ist dies eine einfache und nützliche Methode ohne technische Hilfsmittel.

Urinuntersuchung

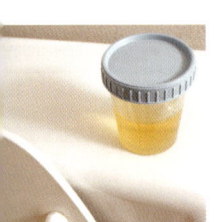

Urin ist ein wichtiger Untersuchungsgegenstand in der Medizin. Er lässt sich leicht gewinnen und steht in ausreichender Menge zur Verfügung.

Die Untersuchung des Urins bringt Aufschluss über mehrere Bereiche:

→ Der Zustand und die Funktionsfähigkeit von Niere, Blase und Harnleiter können festgestellt werden, z.B. Nierenversagen, Blaseninfektion, Harnleiterinfektion.

→ Am Vorhandensein von Substanzen, die normalerweise nicht im Urin vorkommen, oder an einer veränderten Konzentration von Stoffen kann auf Stoffwechselerkrankungen geschlossen werden, z.B. Diabetes.

→ Die Ausscheidung bestimmter Hormone wird für Schwangerschaftstests genutzt.

→ Außerdem kann durch Urintests auch die Einnahme von Medikamenten, Drogen oder Dopingmitteln nachgewiesen werden.

Einige dieser Urintests können mit einfach zu bedienenden Streifen oder Mischlösungen durchgeführt werden, andere erfordern eine speziellere technische Ausstattung. Die Auswertung solcher Testergebnisse in Bezug auf Erkrankungen ist Sache des Arztes, der nicht nur die reine Laboruntersuchung, sondern auch den klinischen Zustand des Patienten mit beurteilt. Je nach Art des Untersuchungszieles ist auch die Gewinnung des Urins für das Ergebnis ausschlaggebend. Insbesondere für die Beurteilung von Infektionen ist der Spontanurin, welcher ohne spezielle Vorkehrungen gewonnen wird, nicht geeignet. Man benötigt dafür zumindest einen Mittelstrahlurin, wenn nicht einen Katheder oder Blasenpunktion zur Vermeidung von mikrobiellen Verunreinigungen.

Bei der Gewinnung des Mittelstrahlurins spielt die sorgfältige Einhaltung folgender Regeln durch den Patienten eine wichtige Rolle – das erspart unter Umständen auch die unangenehmere Harnentnahme mittels Katheder oder Punktion:

→ Hände vor und nach der Uringewinnung mit Seife waschen und mit einem Einmalhandtuch abtrocknen.

→ Deckel des Sammelbehälters öffnen und mit der Innenseite nach oben ablegen; Innenseite nicht berühren!

Männer:

→ Mit gespreizten Beinen über die Toilette stellen.

→ Vorhaut über die Eichel zurückstreifen und die Eichel mit einem seifengetränkten Tupfer gründlich waschen, danach mit einem trockenen Tupfer abwischen.

→ Harnröhrenöffnung gleichartig mit einem neuen Tupfer säubern.

Frauen:

→ Rittlings auf die Toilette setzen und die Beine weit spreizen.

→ Die Schamlippen spreizen und so während der ganzen Sammelperiode halten.

→ 4-mal mit je einem neuen Seifentupfer von vorn nach hinten abwischen (mit der freien Hand).

→ 4-mal mit je einem neuen trockenen Tupfer von vorn nach hinten abwischen.

→ Bei der Entleerung der Harnblase die erste Urinportion verwerfen, nicht abtrocknen.

→ Die mittlere Urinportion wird aufgefangen, sodass das Gefäß ca. zur Hälfte gefüllt ist; dabei die innere Gefäßwand nicht berühren.

→ Harnblase vollständig über der Toilette entleeren

→ Sammelgefäß sorgfältig verschließen und schnellstens dem Labor übergeben.

In den schnell auswertbaren Teststreifentests sind mehrere Nachweise enthalten, deren Ergebnis durch die Anwesenheit und Aktivität von Bakterien im Urin beeinflusst wird:

→ pH-Wert: Eine Verschiebung in den alkalischen Bereich (höherer pH-Wert); Normalwert 5,5 bis 6,5.

→ Erythrozyten: Ein erhöhter Wert von Blut im Harn (Hämaturie) kann nicht nur auf Bakterien deuten, sondern auch auf schwerwiegende Erkrankungen – es ist auf alle Fälle eine eingehende Abklärung erforderlich.

→ Leukozyten: Mehr als 5.000 Leukozyten pro Milliliter Urin sprechen fast immer für eine Harnwegsinfektion. Bei Eiterbeimengung (Pyurie), erkennbar auch an einer Trübung, muss die Ursache auf jeden Fall abgeklärt werden!

→ Nitrit ist ein recht eindeutiger Nachweis von Bakterien im Harn.

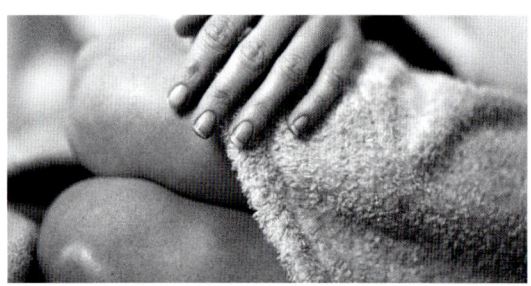

Bakterien sind (fast) überall

Bei der Bildung des Harns in der Niere ist dieser normalerweise steril. Im Laufe seines Weges bis zur Ausscheidung dringen Bakterien auch gegen den Strom ein und die Anzahl von Bakterien im Urin gesunder Menschen hängt sehr vom Ort und der Art der Probenentnahme ab. Bei einer Keimzahl von mehr als 105 (100.000 Keime) pro ml Mittelstrahlurin und gleichzeitig erhöhten Leukozyten liegt mit Sicherheit eine therapiebedürftige Harnwegsinfektion vor. Werte um 1.000 Keime werden der unvermeidbaren Kontamination bei der Uringewinnung und dem Handling der Probe zugerechnet. Da die untere Harnröhre jedoch nicht keimfrei ist, enthält Spontanurin (ohne die oben angeführten Vorkehrungen) beim Austritt bis zu 10.000 Keime pro Milliliter.

Antibiogramm

Neben den o.a. Laborwerten können Bakterien natürlich im Harnsediment mit dem Mikroskop sichtbar werden, jedoch erst ab einer Konzentration von etwa 100.000 Keimen/ml. Der wirklich sichere Nachweis bzw. die Identifizierung der Krankheitserreger gelingt mit der so genannten quantitativen Urinkultur. War dies früher eine etwas umständliche Prozedur, ist dies heutzutage mit gebrauchsfertig hergestellten Teströhrchen (z.B. Uricult) wesentlich einfacher geworden. Nach Eintauchen in den frischen Urin wird der Träger im Röhrchen verschlossen und 18 bis 24 Stunden bei 34 bis 37 °C bebrütet. Die Anzahl der gewachsenen Kolonien wird mit Standardabbildungen verglichen und somit die Keimzahl ermittelt.

Durch spezielle Felder des Eintauchstreifens können auch antimikrobielle Stoffe auf ihre Wirkung bzw. die Resistenz der Keime auf diese Antibiotika getestet werden.

Eine häufige Ursache von Therapieversagern bzw. unnötiger Resistenzentwicklung wird durch den Verzicht auf die Erstellung eines Antibiogrammes oder dem vorschnellen Einsatz eines Allzweck-Antibiotikums verursacht. Da jedoch die Bebrütung der Probe und Befundung im Labor zwischen drei und fünf Tage dauern kann, ist meist der unmittelbare Behandlungsbeginn mit einem Standardantibiotikum notwendig, danach wird auf das im Antibiogramm wirksamste Präparat umgestellt und austherapiert.

Eine Reihe dieser Ausscheidungsprodukte dient auch der Erkennung von Krankheiten oder Fehlsteuerungen, wie z.B. ein erhöhter Glucosegehalt im Urin auf Diabetes mellitus hinweist oder erhöhte Werte von Protein und oder Blut (Eythrozyten) auch als Folgen von schweren Nierenstörungen oder Tumoren auftreten. In allen solchen Fällen ist die eingehende fachärztliche Abklärung natürlich unumgänglich.

Der Urin eines gesunden Menschen sollte also weder Proteine, Nitrit, Ketone noch Blutbestandteile über die für den bestimmten Test festgelegten Normwerte hinaus enthalten.

Dass Urin bei Säugetieren auch andere Funktionen als die Ausscheidung haben kann, zeigen folgende Beispiele: Am bekanntesten ist das Abgrenzen von Revieren beim Hund oder das Markieren der Kater. Bei einigen Raubkatzen wie Leopard oder Gepard erkennt das Männchen am Geruch des Urins, ob das Weibchen paarungsbereit ist.

Urin als Naturheilmittel

Die Eigenharnbehandlung bezeichnet das Trinken des eigenen (Morgen)-Urins. Sie ist eine Therapie der Naturheilkunde und soll als eine Reizkörper-Therapie die körpereigenen Abwehrkräfte anregen.

Aus Sicht der Schulmedizin gibt es keinen Nachweis eines positiven Effektes dieser Maßnahme.

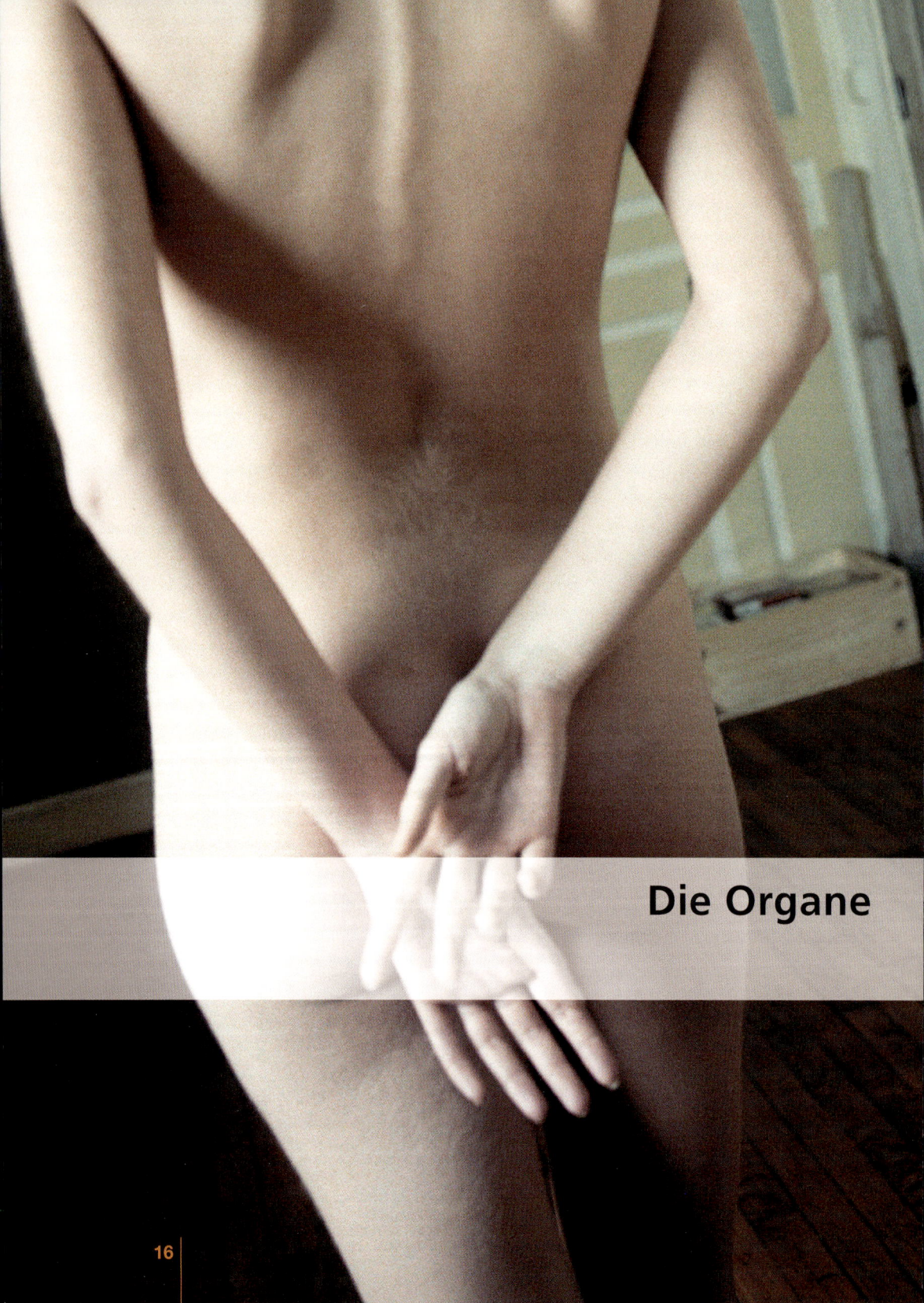

Die Organe

Die Organe des Harntraktes sind sowohl anatomisch als auch funktional in enger Beziehung mit den Geschlechtsorganen (deshalb der Name Urogenitaltrakt) und dem Hormonsystem (z.B. Nebennieren).
Der grobe Aufbau und die Grundfunktion lassen sich eigentlich recht einfach beschreiben:
Zwei Nieren filtern aus dem Blut Wasser sowie gewisse lösliche Bestandteile und lassen diese Flüssigkeit kontinuierlich über die Harnleiter in ein flexibles Sammelgefäß, die Blase, fließen. Diese hält den Harn so lange, bis üblicherweise der Mensch nach einem Füllstandssignal die Entleerung über die Harnröhre bewusst ermöglicht.
In Wirklichkeit laufen natürlich für den Betroffenen völlig unbemerkt komplizierte Vorgänge in hoch spezialisierten Körperteilen ab, die auch im Rahmen dieses Buches nur vereinfacht beschrieben werden.

Nieren

Aufgrund der Wichtigkeit ihrer Funktion für das Überleben der Säugetiere bzw. Menschen hat uns die Entwicklungsgeschichte mit zwei Nieren ausgestattet. Diese beiden rötlich-braunen Organe sind etwa 11 cm lang, 2,5 cm dick und 5 cm breit mit einem Gewicht von ca. 150 g. Sie liegen auf einer Höhe zwischen dem zwölften Brustwirbel und dem dritten Lendenwirbel, gut geschützt durch die zwölfte Rippe, die Rückenmuskulatur und durch andere Bauchorgane. Wie eine Mütze sitzen auf den oberen Nierenpolen die Nebennieren, die als wichtige Hormonproduzenten für den Körper bekannt sind (Kortison und Adrenalin).

Ihre Filterfunktion erfüllen die Nieren mit etwa je einer Million Nierenkörperchen, den so genannten Glomeruli, die gemeinsam mit je einem Nierenkanälchen (den Tubuli) die kleinste Arbeitseinheit, ein Nephron, darstellen. Die Nieren erbringen eine gewaltige Filterleistung: In 24 Stunden passiert die gesamte Blutmenge etwa 60-mal diese Organe, das sind rund 1.600 Liter, die durch einen sehr zentral gelegenen Anschluss an den Blutkreislauf zu- und abgeführt werden. In den Glomeruli entsteht dabei pro Tag etwa 170 Liter Primärharn (ein Badewannenfüllung), der zu 99 % wieder in den Kapillaren der Nephronen an das Blut zurückgegeben wird. Dabei lenkt ein komplexes hormonelles und physikalisches System auch die Ausscheidung und Rückresorption vieler Substanzen. Am Ende münden die Tubuli in Sammelröhrchen, diese wieder in zipfelförmige Papillen.

Von dort tropft der Urin in einen ersten Sammelbehälter, in das Nierenbecken. In dieser Funktion sind die Nieren das Kontrollorgan der Körperflüssigkeiten. Sie sorgen dafür, dass das Volumen und die Zusammensetzung des Blutes konstant bleiben. Sie puffern überschüssige Säuren und Basen ab, steuern über ein hormongeregeltes System die Ausscheidung bzw. Rückresorption von Kochsalz, was wiederum mit Auswirkungen auf den Blutdruck verbunden ist. Ein weiteres Nierenhormon, das Erythropoetin, ist für den Einbau von Eisen in den roten Blutfarbstoff verantwortlich. In den Nebennieren werden ebenfalls einige lebenswichtige Hormone produziert, dessen bekanntestes das Adrenalin ist.

Aus dieser knappen Beschreibung wird gewiss jedem deutlich, welch wichtiges und sensibles Organ die Nieren sind und dass deren Gesundheit nicht leichtfertig aufs Spiel zu setzen ist, wie z.B. bei unzureichenden Maßnahmen gegen aufsteigende Infektionen.

Harnleiter

Der Verbindungsgang zwischen Niere und Blase, Harnleiter (Ureter), ist nicht nur eine passive Leitung, sondern ein aktives Pumpsystem. Da das Nierenbecken nicht mehr als ca. 30 ml Urin fasst, wird dieser in regelmäßigen Kontraktionen des Harnleiters in Richtung Blase befördert. Eine Art Ventilmechanismus sowie der mechanische Druck der gefüllten Blase auf das Endstück des Harnleiters verhindern das Zurückfließen der Flüssigkeit in die Niere. Dieser Mechanismus ist bei manchen Neugeborenen nicht fertig entwickelt oder fehlgebildet – der vesikorenale Reflux erfordert unbedingt fachärztliche Behandlung. Eines der typischen Symptome dabei sind wiederkehrende Harnwegsinfektionen.

Die Blase

Die Harnblase ist ein muskuläres Hohlorgan, das den Harn nahezu drucklos sammelt. Wie ein dehnbarer Ballon liegt sie unterhalb des Peritoneums hinter dem Schambein im kleinen Becken auf dem Beckenboden. Bei der Frau ist hinten oberhalb der Blase auch der Uterus gelagert. Bei einer Schwangerschaft wird in der Folge aus Platzgründen das Blasenvolumen eingeengt.

Die Blase ist aus fünf Gewebeschichten aufgebaut, deren innerste, die Blasenschleimhaut, gegen die darunterliegenden Schichten gut verschieblich gelagert ist und im ungefüllten Zustand der Blase in Falten liegt – dort finden auch eingedrungene Keime ungestörte Plätzchen für ihre Vermehrung!

Die Blasenschleimhaut (auch Mukosa oder Urothel genannt) hat eine wichtige Funktion bei der Abwehr von eindringenden Bakterien. Sie besteht aus bis zu sechs Zellschichten, die von der Natur mit Abwehrsystemen gegen das Andocken und Eindringen von Keimen ausgerüstet sind.

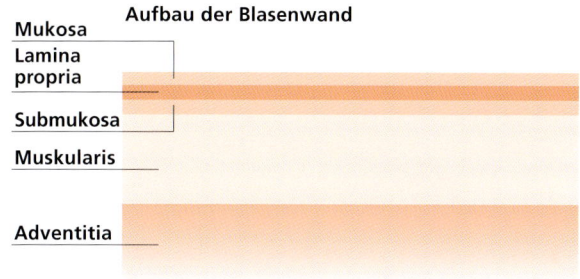

Versagt die Abwehr oder sind die Bakterien stärker, dann bohren diese Löcher in die Schleimhaut und dringen in tiefere Schichten bis zu den Blutgefäßen vor (Blut im Harn als typisches Infektionsmerkmal). Die Konsequenzen sind dann eine bleibende Schädigung durch Narben (an denen sich keine gesunde Schleimhautoberfläche mehr nachbildet) oder Veränderungen der für die Abdichtung der Blase verantwortlichen Schichten. Diese „Löcher" sind nicht nur Ursache für immer wiederkehrende Infektionen (weil nur die intakte Mukosa guten Schutz gegen Bakterien bietet), auch chronisch fortschreitende Krankheiten wie die interstitielle Zystitis oder bösartige Zellveränderungen können in der Folge vermehrt auftreten. Schäden am Urothel können jedoch nicht nur durch Bakterien entstehen, sondern auch durch unsachgemäßes oder häufiges Einführen von Kathetern.

Während die Schleimhaut den Blaseninnenraum abdichtet, erfüllt die darunter liegende Muskelschicht gemeinsam mit Teilen der Harnröhre (Urethra) eine wesentliche Funktion bei der Entleerung des Harns. Hier kommen wieder sehr geschlechtsspezifische Verhältnisse zum Tragen.

Die männliche Harnröhre

Durch die unmittelbar unterhalb des Blasenausgangs liegende Prostata und die dort befindlichen Einleitkanäle für Prostatasekret und Samenflüssigkeit wird die männliche Harnröhre auch zur Samenröhre. Zwischen Blasenausgang und Prostata liegt die erste Ringmuskulatur, die nächste gleich nach der Prostata. Diese beiden Zonen können auch als „Engstellen" betrachtet werden. Der längere Teil der Harnröhre ist dann im Schwellkörper eingebettet. Insgesamt hat sie eine durchschnittliche Länge von 20 bis 25 cm und ist bei hängendem Penis s-förmig gekrümmt. Die Urethra ist mit einer Schleimhaut ausgekleidet, in welcher je nach Abschnitt bestimmte Schleimdrüsen platziert sind.

Medianschnitt durch das männliche Becken

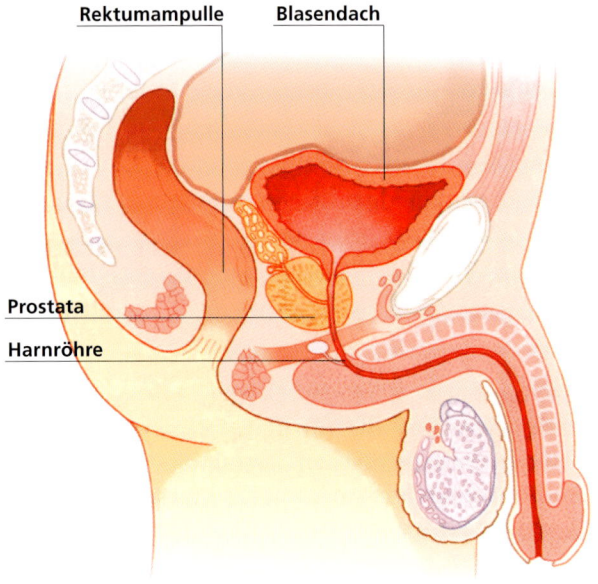

Rektumampulle Blasendach

Prostata

Harnröhre

Medianschnitt durch das weibliche Becken

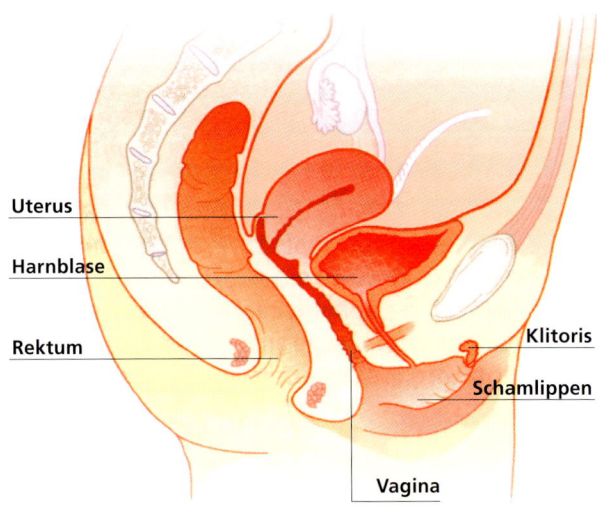

Uterus

Harnblase

Rektum

Klitoris

Schamlippen

Vagina

Während das männliche Geschlecht durch die lange Harnröhre gewisse Vorteile bezüglich der Empfindlichkeit auf Erreger von Harnwegsinfektionen aufweist, hat die Natur für einen Ausgleich gesorgt: Mit zunehmendem Alter vergrößert sich die Prostata und führt zu einer weiteren, aber leider nicht steuerbaren Engstelle in der Harnableitung. Entzündungen der Prostata als auch die Harnableitungsstörungen und die folgende Restharnbildung erhöhen dann auch beim Mann das Risiko von Harnwegsinfektionen.

Die weibliche Harnröhre

Deutlichstes Unterscheidungsmerkmal zur männlichen Harnröhre ist die Kürze (3 bis 4 cm). Sie verläuft leicht bogenförmig vom Blasenausgang an der vorderen Scheidenwand entlang und endet 2 bis 3 cm hinter der Klitoris, zwischen den kleinen Schamlippen. Aufgrund der Lage der Harnröhrenöffnung ist klar erkennbar, dass Bakterien vom Darmausgang nur einen sehr kurzen Weg zum Eintritt in die Harnröhre zu überwinden haben – das bedingt ein etwa 50-mal höheres Risiko, an Harnwegsinfektionen zu erkranken, als dies bei Männern der Fall ist.

Die weibliche Harnröhre weist nur eine Engstelle, die äußere Mündung, auf und ist durchgehend von einer stark gefalteten Schleimhaut ausgekleidet. Wie auch beim Mann gibt es zwei Schließmuskelringe, den inneren am Blasenausgang und den äußeren, welcher aus zwei funktionalen Muskelgruppen zusammengesetzt ist: dem Beckenbodenmuskel und einem Ringmuskel, welche durch entsprechende Steuerung aus dem Nervensystem für Kontinenz in Ruhelage und für eine Zusatzdichtung unter Belastung sorgen.

Gerade die unmittelbare Nähe der ableitenden Harnwege zur Gebärmutter und Vagina bringt bei Heranwachsen des Embryos und Geburt eines Kindes eine hohe Stressbelastung aller beteiligten Gewebe, insbesondere der Muskel und Befestigungen.

Eine wichtige Funktion bei der Infektionsabwehr liegt auch in der Scheide: Unter Einfluss des Geschlechtshormons Östrogen wird eine Schutzschicht gegen Bakterien gebildet und aufrechterhalten, die zusätzlich durch die Besiedelung mit Laktobazillen zu einem bakterienfeindlichen sauren Milieu führt. Störungen dieser Schutzschicht durch Östrogenmangel nach der Menopause oder die Schädigung der Laktobazillen durch Antibiotika machen dann den Weg für die Koli-Bakterien aus dem Darm zum Harnleiter und zur Blase frei.

Auch Hefepilze und Candida (Soor) profitieren von dieser Abwehrschwäche.

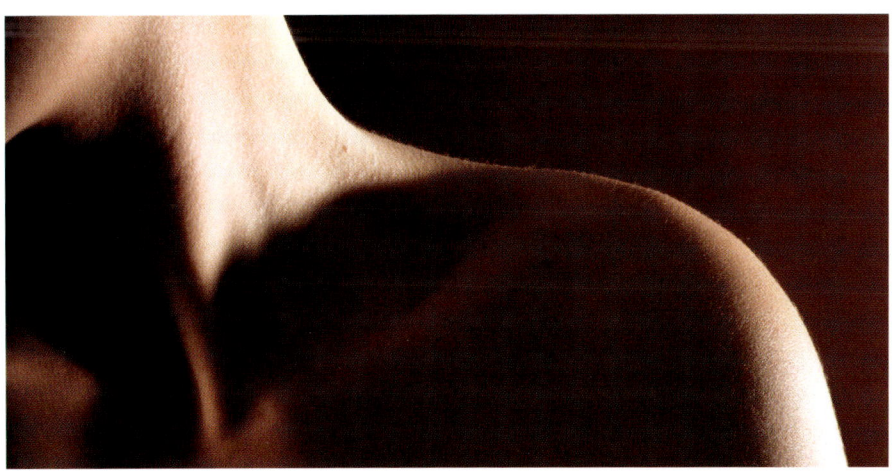

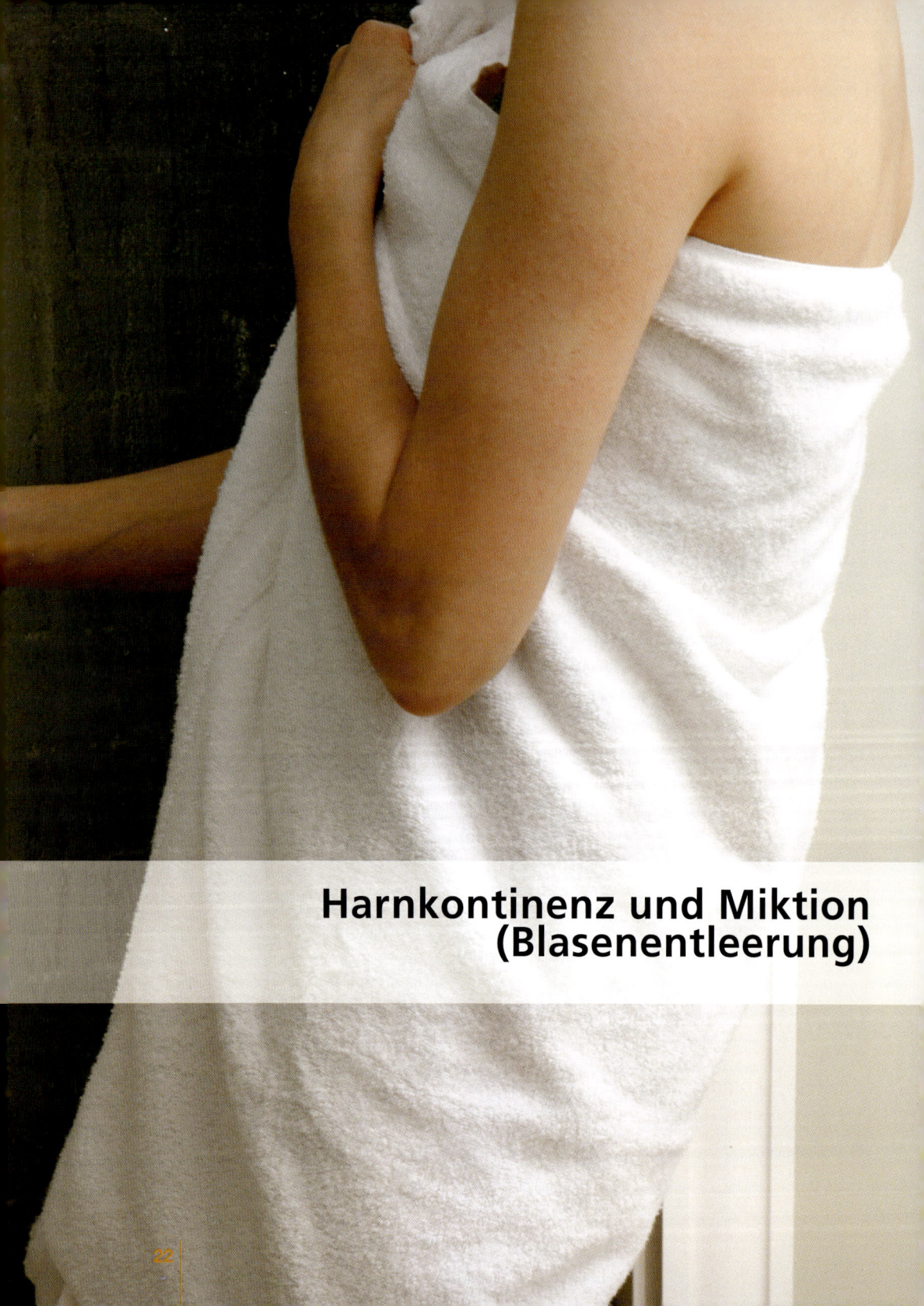

Harnkontinenz und Miktion (Blasenentleerung)

Obwohl sie aus unterschiedlichen Geweben aufgebaut sind, erfüllen Blase und Harnröhre als funktionelle Einheit zusammen die Aufgaben der Harnspeicherung und Harnentleerung.

Die Blase übernimmt eine Reservoirfunktion, denn der Harn wird dort zunächst von unten nach oben über mehrere Stunden gesammelt. Durch unterschiedliche Strukturen einer speziellen Muskelanordnung kann sich die Blase dem veränderten Füllungszustand perfekt anpassen. Man kann nicht bewusst wahrnehmen, wie sie sich langsam füllt bzw. da sich der Druck dabei nicht erhöht, bis sie richtig gefüllt ist. Der innere Schließmuskel am Übergang von der Blase zur Harnröhre ist dabei unbewusst geschlossen. Zusätzlich mit dem willentlich steuerbaren äußeren Harnröhrenschließmuskel ist dann das System absolut dicht, sodass kein einziger Tropfen Harn ungewollt aus der Blase abrinnen kann.

Die Entleerung der Blase wird von einem komplexen Regelkreis gesteuert. Dabei spielen willentliche Impulse und automatische Kontrollen und Reflexe zwischen dem Miktionszentrum im Gehirn und Nervenendpunkten an der Blase und den Schließmuskeln sowie Schaltstellen im Rückenmark eine dominante Rolle. Wird die Miktion zugelassen oder eingeleitet, steigt der Tonus der Blasenmuskulatur und damit auch der Blaseninnendruck an. Der Blasenhals und innere Schließmuskel öffnen sich, der Beckenboden und der äußere Schließmuskel erschlaffen, der Urin kann ausströmen. Eine willkürliche Unterbrechung des Miktionsvorganges kann durch den äußeren Schließmuskel erfolgen. Ansonsten schließt sich das System nach vollständiger Entleerung und kehrt wieder in die Normalposition, d.h. dichter Verschluss, zurück.

Funktioniert jedoch ein Teilbereich, seien es Nerven oder Schaltstelle bzw. bestimmte Muskel, nicht optimal, kann dies zur Inkontinenz führen. Je nachdem, welche Ursache besteht oder welche Folge sie hervorruft, kann man Inkontinenz in mehrere Arten einteilen und zielgerecht behandeln.

Stress- oder Belastungsinkontinenz

Normalerweise bleibt der Blasenverschluss auch unter spontaner Druckerhöhung wie Husten oder Lachen dicht, weil sich Beckenboden und Blasenschließmuskel reflexartig zusammenziehen. Bei einer Schwäche des Beckenbodens kommt es jedoch unter Belastung zum Verlust von kleinen Mengen Harn, da dann der innere Schließmuskel nicht mehr 100%ig abdichten kann. Eine Erschlaffung des Beckenbodens ist einerseits altersbedingt, kann aber auch andere Ursachen haben wie z.B. Belastung durch

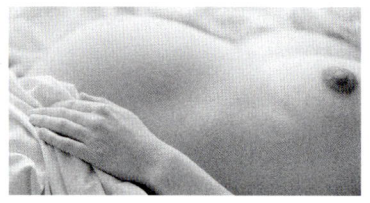

das Babygewicht in der Schwangerschaft oder „Trainingsrückstand" des Muskels nach der Geburt, Übergewicht, falsches Heben oder Tragen sowie hormonelle Veränderungen in den Wechseljahren, wodurch die Schleimhaut der Harnröhre an Dicke verliert und den Blasenverschluss erschwert.

Aus diesen Schilderungen wird klar, dass von Stressinkontinenz überwiegend Frauen betroffen sind, denn bei Männern sind die Muskeln des Beckenbodens nicht nur stabiler, sondern auch nicht den Belastungen durch Geburten ausgesetzt. Bei Männern ist erst in Folge von operativen Eingriffen an der Prostata, Blase oder Harnröhre die Häufigkeit höher.

Die wichtigste Methode zur Prävention und auch Behandlung der Stressinkontinenz ist das Beckenbodentraining.

Überlaufinkontinenz

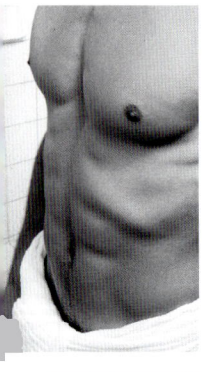

Eine Überlaufinkontinenz tritt überwiegend bei Männern in Folge einer gutartigen Vergrößerung der Prostata auf.

Sie tritt überwiegend bei Männern in Folge einer gutartigen Vergrößerung der Prostata auf. Diese Form der „Überlaufblase" macht sich durch tröpfchenweisen Abgang von kleinen Mengen Harn bemerkbar und entsteht, weil die Blase permanent voll ist und sich nur schwer ganz entleeren lässt. Bis zu einem gewissen Grad lässt sich die Entleerung durch Bauchpressen noch verbessern, jedoch ist generell die Gefahr eines Harnrückstaus bis in die Nieren sehr groß. Der ständig vorhandene Restharn ist darüber hinaus eine ideale Voraussetzung für die Vermehrung von Bakterien. Bis zu einem gewissen Grad können die Wirkstoffe der Preiselbeeren die Entstehung einer Infektion in den Harnwegen zwar verringern, aber oft ist das Grundproblem zu massiv. Eine Therapie setzt bei der Vergrößerung der Prostata an, geht über pflanzliche Arzneimittel wie Kürbis und Brennnessel bis hin zu synthetischen Medikamenten bzw. Operationen. Gegebenenfalls muss der Restharn auch regelmäßig mit Hilfe von Kathetern abgelassen werden.

Eine Überlaufinkontinenz kann darüber hinaus auch durch nervliche Störungen bei Diabetes mellitus oder Rückenmarksverletzungen sowie durch Verletzungen (Katheter, Operationen) entstehen.

(Motorische) Dranginkontinenz

Bei dieser Form wird die Blasenentleerung infolge einer Schädigung des Großhirns von dort aus nicht mehr gehemmt. Normalerweise werden

Impulse, die den Harndrang spüren lassen, vom Gehirn kontrolliert, aber nun im Falle bestimmter Erkrankungen nicht ausreichend unterdrückt. Es kommt zu einer unfreiwilligen Blasenentleerung, bevor der Betroffene noch rechtzeitig die Toilette aufsuchen könnte.

Gegenmaßnahmen sind die regelmäßige Entleerung der Blase oder bei geistig gesunden Menschen ein Blasen- und Toilettentraining zur Steigerung des zeitlichen Abstandes zwischen Verspüren des Dranges und der Entleerung.

Reizblase (hyperaktive Blase)

Bei dieser Form der sensorischen Dranginkontinenz reagieren die Nerven der Blase überempfindlich. Sie melden dem Gehirn fälschlicherweise, dass die Blase gefüllt sei. Ein ungewollter Harnverlust ist damit meist nicht verbunden. Auslösende Faktoren können Blasensteine, Tumore oder, am häufigsten, Blasenentzündungen durch Bakterien (mit oder ohne Brennen beim Urinieren) sein. Von letzterer Folge sind natürlich Frauen öfter betroffen als Männer, weil durch die Kürze der Harnröhre leichter Keime in die Blase gelangen können.

Eine medikamentöse Behandlung des reinen Drang-Symptoms ist nicht zielführend, zuerst müssen die Ursachen wie angeführt abgeklärt werden.

Zusammenfassung

Störungen der Harnentleerung, insbesondere häufiger Harndrang oder ungewollter Harnabgang ohne entsprechendes Flüssigkeitsvolumen, sind allerdings oft eine Folge komplexer Ursachen. Sowohl durch Geburten oder Operationen bedingte anatomische Veränderungen als auch neurologische Fehlregulierungen können sich überlagern und zusätzlich durch Infektionen eine weitere Störung des sensiblen Kontinenz- und Entleerungsmechanismus erfahren. Eine durch leichte Inkontinenz verursachte ständig feuchte Harnröhre und Umgebung am Ausgang erleichtert den Bakterien das Vordringen in die Blase – der natürliche Abwehrreflex ist dann verstärkter Harndrang und die Situation verschlimmert sich weiter. Als Begleitmaßnahme bei Inkontinenzbehandlung ist daher auch die Vorbeugung gegen Harnwegsinfektionen sinnvoll. Gerade natürliche Mittel wie z.B. Preiselbeersaft oder dessen Extrakte in Form von Tabletten oder Kapseln sind gut geeignet, weil sie über lange Zeit ohne nachteilige Nebenwirkungen eingenommen werden können.

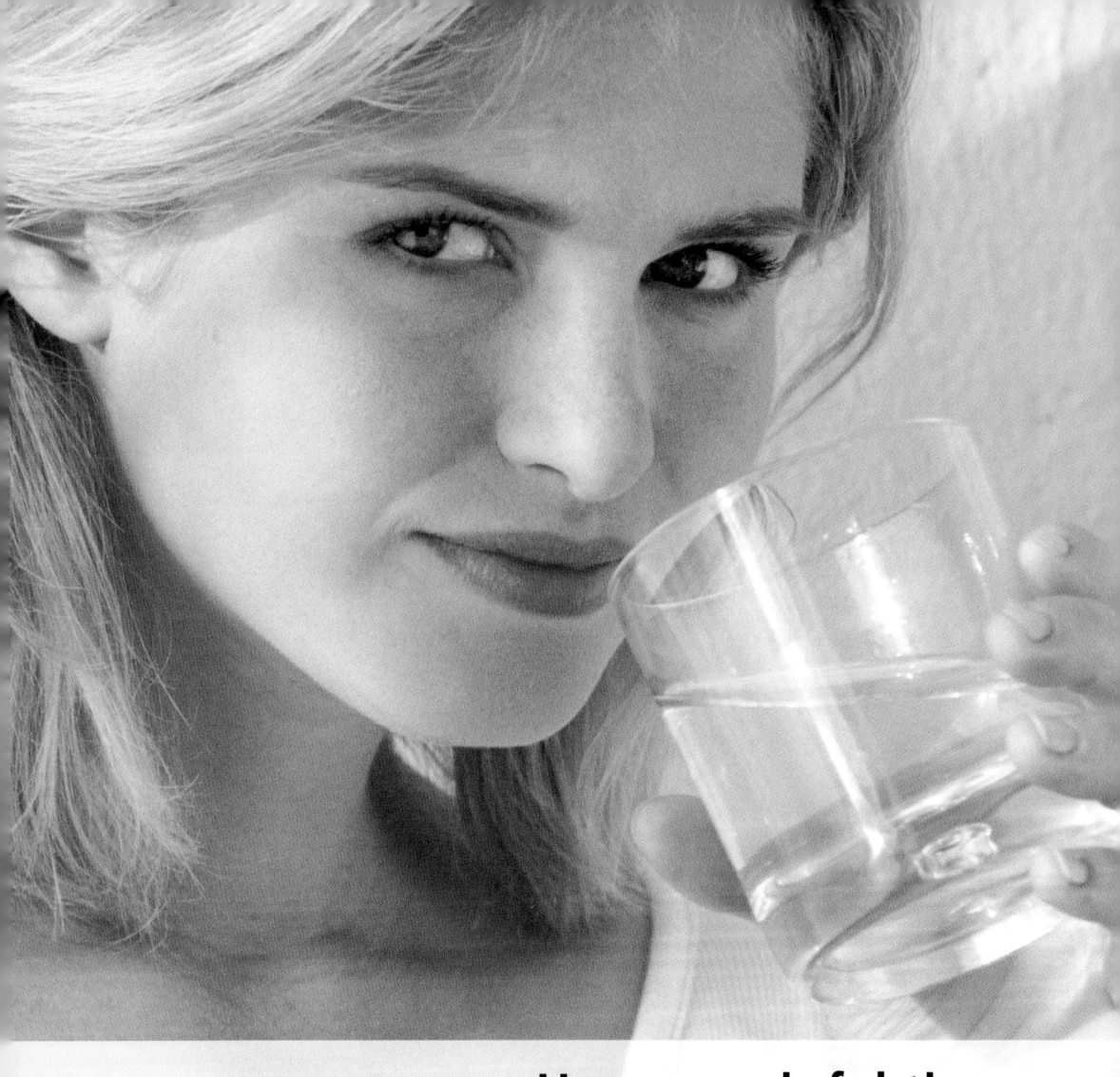

Harnwegsinfektionen

Einführend erhalten Sie zur besseren Orientierung eine Übersicht zu Symptomen und möglichen Ursachen von Beschwerden. Wer sich nicht sicher ist, ob er überhaupt zur Selbsthilfe greifen soll, sucht besser gleich den Arzt auf. Gleiches gilt für akute Schmerzen im Rücken oder Unterbauch, nach einem Unfall, einem Sturz oder sonstigen traumatischen Ereignissen. Auch Kinder sollten bei Verdacht auf Harnwegsinfektionen o.Ä. in jedem Fall sofort zum Arzt.

Symptom	mögliche Ursache	Selbsthilfe sinnvoll	Arzt aufsuchen
Harndrang Schmerzen bei der Miktion (Wasserlassen)	Erkrankung des unteren Harntraktes		im Zweifelsfall
→ Dysurie: erschwerte, schmerzhafte Miktion	evtl. vergrößerte Prostata (Mann) oder Entzündung (Urethritis, Prostatitis, Cystitis)	ja	im Zweifelsfall
→ Algurie und Strangurie: stärkste Schmerzen bei der Miktion	Entzündungen und Verletzungen der Blase und des Harnleiters	ja	im Zweifelsfall
Schmerz im Rücken und an der Körperseite: → akut, plötzlich auftretend, wehenartig – Ausstrahlung nach vorn in den Unterbauch	Kolik der Nieren oder des Nierenbeckens, evtl. durch Abflussbehinderung (Nierenstein)		in jedem Fall
→ dumpfer, nicht krampfartiger Dauerschmerz im gleichen Bereich	Nierenentzündung		in jedem Fall
→ zusätzlich Fieber, Gefühl des Krankseins	Nierenentzündung		in jedem Fall und sofort
reißende, stechende und bewegungsabhängige Schmerzen im Nierenbereich	möglicherweise auch Wirbelsäulenprobleme	nur kurzfristig	besser
plötzlich auftretend, wehenartig; vom Unterbauch in die Harnröhre und bei Druck auf das Schambein stärker	evtl. Harnleiterstein		in jedem Fall
Blut im Urin Zystitisschmerzen, trüber Urin, rötliche Färbung	Harnwegsentzündung	durchaus möglich	im Zweifelsfall
keine Schmerzen, Urin kurzzeitig rot	Medikamente, Lebensmittel mit Farbstoff, rote Beete	eingeschränkt, indem beobachtet wird	im Zweifelsfall
keine Schmerzen, Urin mehrmals hintereinander rot	Tumor von Blase, Harnleiter oder Niere		in jedem Fall und sofort

Begriffe und Einteilungen

In der Sprache der Medizin werden diverse Begriffe verwendet und Einteilungen getroffen, deren Kenntnis für die Diagnose und Therapie bzw. das Verständnis durch die Betroffenen hilfreich sind.

Unter dem Begriff Harnwegsinfektion werden verschiedene Zustände zusammengefasst, die mindestens einen Faktor gemeinsam haben: die Anwesenheit von Mikroorganismen im Harntrakt, nachweisbar in Form der Harnkultur. In Folge der Infektion entstehen Entzündungen der betroffenen Organe oder Gewebe als natürliche Abwehrreaktion. Harnwegsinfektionen werden nach ihrem Schweregrad eingeteilt (siehe Tabelle).

Nach den betroffenen Organpartien kennt man auch die Einteilung in eine

Schweregrade bei Harnwegsinfektionen	
Asymptomatische Bakteriurie	→ wiederholt positive Harnkultur → keine erhöhten Leukozytenwerte im Urin → keine klinischen Symptome
Unkomplizierter Harnwegsinfekt	→ positive Harnkultur → erhöhte Leukozytenwerte im Urin → typische Symptome (siehe dort) → rasches Ansprechen auf Therapie
Komplizierter Harnwegsinfekt	→ positive Harnkultur → Symptome einer Nierenbeteiligung → zusätzliche Risikofaktoren

Infektion bzw. Entzündung der oberen (Niere und Harnleiter) und der unteren Harnwege (Blase, Harnröhre).

Aus der Pathologie stammen die Begriffe der unspezifischen und spezifischen Entzündung. Bei der spezifischen kann man auch ohne Nachweis des Erregers auf diesen eindeutige Rückschlüsse ziehen (z.B. bei Syphilis oder Urogenitaltuberkulose), bei unspezifischen ist das nicht möglich (in diese Gruppe fallen fast alle akuten Entzündungen).

Eine Definition der Entzündungen ergibt sich aus dem betroffenen Organteil und der Symptomatik:

Zystitis	Entzündung der Harnblase → Symptome: Erschwertes Wasserlassen oder häufiger Harndrang ohne erhöhte Gesamturinmenge.
Urethritis	Entzündung der Harnröhre → Symptome: Ausfluss, Brennen bei Miktion.
Pyelonephritis	akute bakterielle Entzündung der Niere → Symptome: Fieber, Schüttelfrost, Klopfschmerz.
Urethralsyndrom	„Reizblase" → Symptome: Erschwertes Wasserlassen oder häufiger Harndrang ohne erhöhte Gesamturinmenge, negative Harnkultur, keine organische Abnormalität.
Prostatitis	Bakterielle und abakterielle Prostataentzündung → Symptome: Brennen bei Miktion, Fieber, Dammschmerzen.

Den Verlauf einer Harnwegsinfektion kann man wie folgt unterteilen:

Heilung	Harnkultur bei Kontrolle negativ.
Rezidiv	Harnkultur bei Kontrolle zunächst negativ, danach neuerliche Infektion mit dem gleichen Erreger.
Reinfektion	Harnkultur bei Kontrolle negativ, dann neuerliche Infektion allerdings mit einem anderen Erreger (Keimwechsel).
Superinfektion	Auftreten von anderen Erregern während der Behandlung.
Persistenz	trotz Behandlung ist der gleiche Erreger in der Harnkultur nachweisbar (Hinweis auf Resistenzbildung gegen ein Antibiotikum).

Vorkommen und Häufigkeit von Harnwegsinfektionen

Nach den Infektionen der Atemwege und akuten Durchfallerkrankungen ist die Harnwegsinfektion die häufigste bakterielle Entzündung. Ihr Vorkommen ist alters- und geschlechtsabhängig.

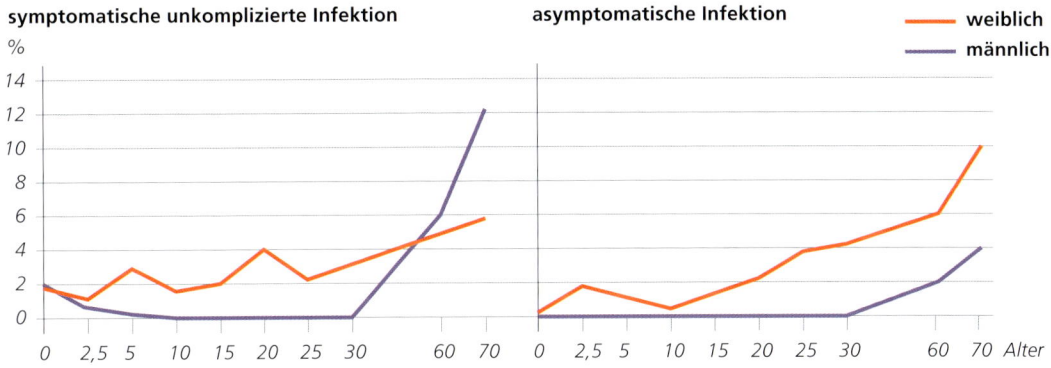

Das Verhältnis der Häufigkeit von Harnwegsinfektionen bei Frauen und Männern liegt bei ca. 50:1. Das Risiko für eine Harnwegsinfektion nimmt mit dem Lebensalter zu. Bei Frauen steigt die Inzidenz von ursprünglich 2 bis 3 % mit dem Beginn sexueller Kontakte und dem Eintreten von Schwangerschaften im Alter zwischen 15 und 25 Jahren auf ca. 10 % im Alter von 60 Jahren. Dann steigt das Risiko durch altersbedingte Veränderungen noch rascher auf rund 50 % bei 80-Jährigen. Bei etwa 75 % der Frauen, die eine einmalige Blasenentzündung erleiden, bleibt es bei dieser einmaligen Episode. Das restliche Viertel erleidet jedoch drei oder mehr Blasenentzündungen pro Jahr. Insgesamt macht rund ein Drittel aller Frauen in ihrem Leben mindestens einmal eine Harnwegsinfektion durch. Ihr Vorteil trotzdem: Die Harnwegsinfektionen der Frau sind meist unkompliziert.

Männer lernen diese Probleme erst ab etwa dem 50. Lebensjahr kennen, wenn sich durch die beginnende Prostatavergrößerung und anderer komplizierender Faktoren die Infektionsrate erhöht und dann im höheren Alter auch jenes der Frauen erreicht. Der Nachteil: Beim Mann sind Harnwegsinfektionen überwiegend als kompliziert einzustufen, d.h., es muss erst die Ursache gefunden werden, bevor mit der Therapie begonnen wird.

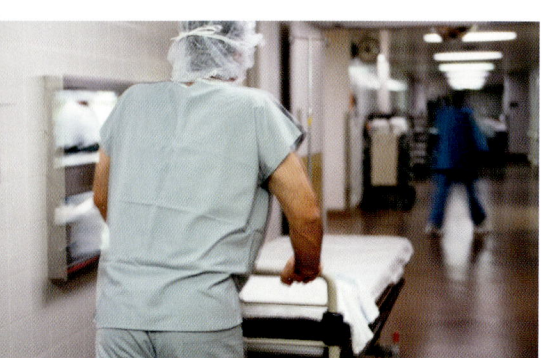

Ein wichtiger Faktor, der das Auftreten von Harnwegsinfektionen begünstigt, ist der stationäre Aufenthalt in einem Krankenhaus: 2 bis 3 % aller hospitalisierten Patienten bekommen Harnwegsinfektionen, welche sich manchmal allerdings erst nach der Entlassung aus dem Krankenhaus bemerkbar machen, da ein gewisser Anteil davon auch ohne Symptome, die während des stationären Aufenthalts erkennbar

Ein stationärer Krankenhausaufenthalt begünstigt das auftreten einer Harnwegsinfektion.

sind, verläuft. Ursachen dafür sind Entleerungsstörungen (z.B. durch Operationen oder aufenthaltsbedingtem Stress), Instrumente und Katheter oder Hygienemängel.

Neben dieser allgemeinen statistischen Infektionsrate gibt es noch eine Reihe von Krankheiten, die mit einer besonderen Häufigkeit von Harnwegsinfektionen einhergehen:

→ Diabetes,
→ Multiple Sklerose,
→ Spina bifida und Hydrocephalus,
→ Blasen- und Nierensteine,
→ Harn- und Stuhlinkontinenz,
→ Querschnittlähmung,
→ Schlaganfall,
→ Strahlen- oder Chemotherapie bei Krebserkrankungen,
→ Interstitielle Zystitis.

Entstehung und Verlauf einer typischen Zystitis (Blasenentzündung)

80 bis 90 % aller urogenitalen Infektionen entstehen durch aufsteigende Keime aus den Bereichen Scheide und Darmausgang, ein Vorgang, der bei Frauen durch die kürzere Harnröhre begünstigt wird. Dies ist aber auch

Risikofaktoren für Harnwegsinfektionen

Die Einwanderung von Keimen wird begünstigt durch:

→ weibliches Geschlecht (kurze Harnröhre),

→ bestimmte Verhütungsmittel (Spermizide, Diaphragma, Spirale ...),

→ Austrocknung der Scheidenoberfläche (Östrogenmangel, Wechseljahre),

→ Manipulationen am Harntrakt (Katheter, Zytoskopie),

→ Rückfluss von Harn aus der Blase in den Harnleiter und Niere,

→ Schwangerschaft, Zucker im Harn (Diabetes mellitus).

Harnabflussstörungen erleichtern die ungestörte Vermehrung von eingedrungenen Keimen:

→ Harnsteinleiden

→ vergrößerte Prostata

→ Schwangerschaft,

→ Blasenentleerungsstörungen mit neurologischer Ursache und nach Operationen

→ Fehlbildungen, Verletzungen, Verengungen durch Entzündungen oder Geschwülste in den Röhrenorganen.

Gestörte Abwehrmechanismen:

→ Immundefekte (Aids)

→ Kortisonbehandlung oder therapeutische Immunsuppression (nach Organtransplantationen)

→ Behandlung mit Strahlen oder Zytostatika

→ Abwehrschwäche bei Säuglingen und Kleinkindern oder chronisch Kranken.

der Vorgang, der durch Eigeninitiative der Betroffenen am wirksamsten gebremst oder unterbunden werden kann.

Der Infektionsweg über das Blut ist sehr selten (z.B. Urogenitaltuberkulose), allerdings können unter entsprechenden Umständen (Obstruktion oder unbehandelte Hanrwegsinfektion) Bakterien aus dem Harntrakt ins Blut gelangen und dort eine Blutvergiftung (Sepsis) hervorrufen. Bakterien können in sehr seltenen Fällen auch aus anderen Zonen des Bauchraumes (Peritoneum, Darm, innere weibliche Genitale) eindringen.

Escherichia Coli (E. coli), ein im Darm unentbehrliches Bakterium, ist für rund 80 % aller unkomplizierten Harnwegsinfektionen verantwortlich. Naturgemäß wird bei einer wirksamen Bekämpfung dieses Auslösers durch Antibiotika auch seine Familie im Darm in Mitleidenschaft gezogen, mit all den unangenehmen Folgen für die natürliche Keimflora des Verdauungstraktes.

Weitere Bakterienarten, die eine Blasenentzündung hervorrufen können, sind andere Bakterien aus dem Verdauungstrakt wie Enterococcus und Enterobacter, Proteus (v.a. nach Katheteranwendungen), Klebsiella, Pseudomonas, Staphylokokken; die letzteren sind auch häufig Verursacher der im Krankenhaus erworbenen Harnwegsinfektionen. Auch Clamydien treten immer wieder als untypische Auslöser von Harnwegsinfektionen auf. Wenn die körpereigene Abwehr mit den Eindringlingen nicht fertig wird,

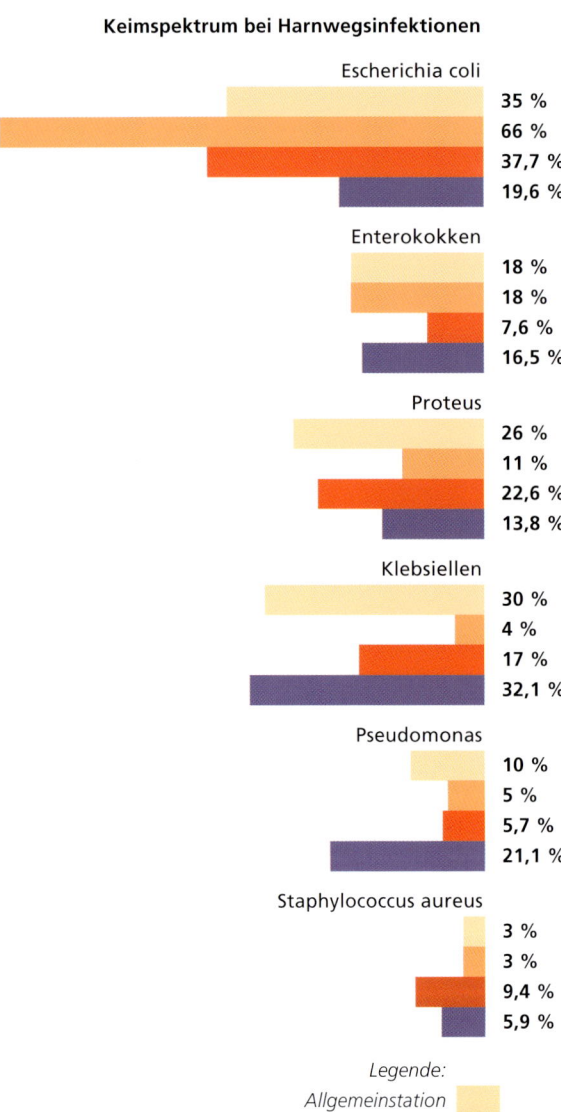

Keimspektrum bei Harnwegsinfektionen

Escherichia coli
- 35 %
- 66 %
- 37,7 %
- 19,6 %

Enterokokken
- 18 %
- 18 %
- 7,6 %
- 16,5 %

Proteus
- 26 %
- 11 %
- 22,6 %
- 13,8 %

Klebsiellen
- 30 %
- 4 %
- 17 %
- 32,1 %

Pseudomonas
- 10 %
- 5 %
- 5,7 %
- 21,1 %

Staphylococcus aureus
- 3 %
- 3 %
- 9,4 %
- 5,9 %

Legende:
Allgemeinstation
Urologische Abteilung
Frauen
Männer

können sehr plötzlich, aber auch über den Verlauf von Stunden bis hin zu ein bis zwei Tagen die Symptome beginnen.

Sobald sich vermehrt Bakterien in der Harnröhre und in der Blase befinden, verursachen sie Empfindungen wie Brennen, Druck oder häufigen Harndrang. Jedes Symptom entsteht durch die spezielle Art, wie die Bakterien das Gewebe beeinflussen, das die Harnröhre und die Blase auskleidet. Die Bakterien heften sich an die Blasenwand und scheiden das Enzym Urease aus, welches aus der Harnsäure im Urin Ammoniak entstehen lässt, welcher wiederum für den charakteristischen Geruch, die pH-Erhöhung und das Brennen verantwortlich ist. Nach Beschädigung der Blasenschleimhaut durch die Bakterien hat der Urin Zugang zu den tieferen Zellschichten, wodurch als Reaktion ständiger Harndrang ausgelöst wird bzw. in weiterer Folge ein Zusammenziehen der Blasenmuskeln und erhöhter Druck.

So wie die Bakterien stromaufwärts in die Blase gelangt sind, können sie natürlich auch von dort den Harnleiter entlang weiter bis in das Nierenbecken vordringen. Es entsteht eine Nierenbeckenentzündung (Pyelonephritis), die bei mangelnder Behandlung zu Nierenversagen führen kann. Aufgrund dieser schwerwiegenden Folge einer als unkomplizierte Blasenentzündung begonnenen Infektion ist jedem verständlich, dass bei Fortbestand oder Verschlechterung der Symptome nach Anwendung von „Hausmitteln" unbedingt ein Arzt aufgesucht werden muss.

Abwehrmechanismen des Körpers

Das Zusammenleben des menschlichen Körpers mit seinen auch funktional unentbehrlichen Mikroorganismen ist im Regelfall durch ein gesundes Gleichgewicht gekennzeichnet. Bei normaler Besiedelung halten die Mitbewohner unseres Körpers sich gegenseitig in Schach und verhindern eine Verbreitung außerhalb der „erlaubten" Zonen. So ist auch die Region am Ausgang des Harntraktes bei Mann und Frau zwar etwas unterschiedlich, aber im Grunde nach demselben Prinzip organisiert. Insbesondere die Scheidenflora mit Laktobazillen und niedrigem pH spielt wegen der kurzen Strecke zum Darmausgang eine wichtige Wächterrolle gegen gefährliche Zuwanderer.

Die Streckenlänge für das Eindringen in die Blase ist für die Bakterien ein wichtiges Erfolgskriterium, wie es die weitaus größere Häufigkeit von Harnwegsinfektionen bei Frauen unter 60 Jahren zeigt. Und dies, obwohl die männliche Harnröhre dem Ausgang zu sogar von einer ständigen Standortflora besetzt ist, die aber keine Infektion auszulösen imstande ist. Eine weitere mechanische Abwehr von Bakterien wird durch die regelmäßige Auswaschung der ableitenden Harnwege durch den Urin ausgeübt: Sowohl der Abtransport nach draußen als auch die Verdünnung der eingedrungenen Keimkolonien im Blaseninneren sind sehr wirksam, wobei der Urin selbst bei leicht saurem pH-Wert eine wachstumshemmende Wirkung auf die Keime hat. Bei einer Infektion sollte man daher auf den vermehrten Harndrang auch durch eine entsprechende Flüssigkeitszufuhr reagieren, damit dieser wichtige Abwehrmechanismus Wirkung zeigt und nicht mangels Nachschub behindert ist.

Während die Schleimschicht der Blasenwand eher noch eine mechanische Barriere darstellt, müssen gegen die weiter vorgedrungenen Bakterien schon schärfere Geschütze aufgefahren werden. Die nächste Abwehrstufe gegen ungebetene Eindringlinge übernehmen die biologischen Waffen unseres Körpers: Viele Bakterien, allen voran E. Coli, haben an ihrer Zelloberfläche Fäden oder andere Zellelemente, mit denen sie sich an der Blasenwand (an Schwachstellen der Schleimschicht) anheften. Dann nutzt kein Auswaschen mehr, diese Fremdlinge können nur noch von Fresszellen (Leukozyten) angegriffen und eliminiert werden. Dieser Vorgang ist mit den Symptomen der Entzündung, der klassischen Abwehrreaktion eines Gewebes, verbunden. Allerdings haben die Bakterien gegen diese Art der

Immunabwehr auch eigene Schutzmechanismen (z.B. Verkapselung) entwickelt, weshalb sie dann meist nur noch durch Abtötung mittels eines Antibiotikums außer Gefecht gesetzt werden können.

Die Fähigkeit des Andockens von Bakterien wird nach neuesten wissenschaftlichen Erkenntnissen von Wirkstoffen der Preiselbeeren (und Cranberries) verringert. Somit kann bei regelmäßiger oder rechtzeitiger Einnahme entsprechender Präparate das massive Eindringen von Bakterien in die Blasenwand verhindert werden – die natürliche Abwehr gewinnt wieder die Oberhand und das Antibiotikum bleibt dem Ernstfall vorbehalten.

Der zeitliche Verlauf und der Schweregrad der Symptome bei der Harnwegsinfektion sind sehr individuell. Sie sind abhängig vom Allgemeinzustand (spezifische und unspezifische Abwehrkräfte des Körpers, psychische und physische Belastung), einer generellen Empfindlichkeit oder Schwachstelle im Blasenbereich durch erbliche Belastung, von Organentwicklungsstörungen oder vorangegangenen Krankheiten und operativen Eingriffen. Je öfter eine Blasenentzündung durchgemacht wurde, desto größer und zahlreicher sind auch die Narben und Löcher in der schützenden Blasenschleimhaut, weshalb dann schon wenige Bakterien in wesentlich kürzerer Zeit ihr Ziel zum Andocken finden und zum Vollausbruch des Infekts führen.

Symptome einer Harnwegsinfektion

Wenn die Keime zu tief in die Harnröhre eindringen, verursachen sie zunächst eine leichte Entzündungsreaktion der Schleimhaut mit winzigen Gewebeschäden. Beim Urinieren brennt der saure Harn in der Harnröhre, der Harn selbst ist noch klar. Solange nur die Harnröhre allein betroffen ist, spricht man von einer Urethritis, einer Harnröhrenentzündung.

Aus dieser ersten Stufe kann sich die Infektion rasch auf die Blase ausdehnen. Die Blasenentzündung (Zystitis) ist durch folgende Symptome erkennbar:

→ Schmerzen und Brennen beim Urinieren (Algurie),
→ die Blasenentleerung fällt schwer (Dysurie),
→ häufiger Harndrang mit geringen Harnmengen (Pollakisurie),
→ Schmerzen (auch krampfartig) über dem Schambein,
→ trüber Urin mit verändertem Geruch.

Hinweise auf ein Übergreifen der Infektion auf die Niere (Pyelonephritis) sind

→ hohes Fieber, Schüttelfrost,
→ Schmerzen in der Nierengegend,
→ schweres Krankheitsgefühl,
→ Blutbeimengung im Urin.

Bei einer unbehandelten Pyelonephritis besteht die Gefahr einer bedrohlichen Nierenschädigung.

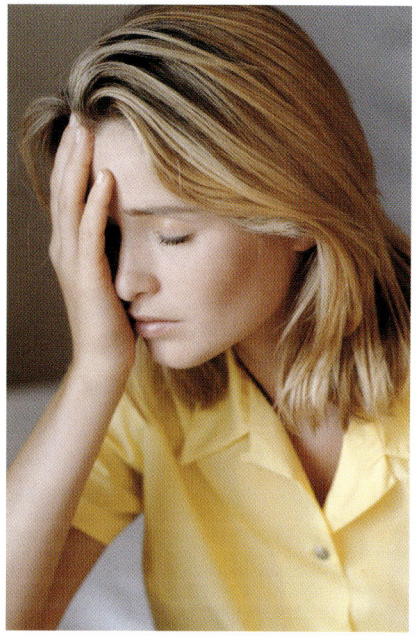

Spätestens wenn diese Symptome auftreten, ist sofort ein Arzt aufzusuchen, denn durch eine unbehandelte Pyelonephritis besteht die Gefahr einer bedrohlichen Nierenschädigung.
Bei der ärztlichen Untersuchung wird neben der Erhebung dieser generellen Symptome ein genaueres Diagnoseverfahren durchgeführt. Zusätzlich zur eingehenden Befragung zu den Symptomen und Umständen rund um die Krankheit wird üblicherweise eine Beurteilung der Urinprobe vorgenommen, die bereits oben beschrieben wurde.
Während beim einmaligen unkomplizierten Infekt die Sache rasch geklärt und die Therapie festgelegt ist, werden bei immer wiederkehrenden Harnwegsinfektionen eine genauere Ursachenforschung sowie komplexere Maßnahmen durchzuführen sein. Da vom Allgemeinmediziner über Gynäkologen, Neurologen zu den Urologen mehrere Fachrichtungen mit Harnwegsinfektionen konfrontiert sind, liegt es im Eigeninteresse des Patienten, einen genauen Verlauf seiner Krankengeschichte festzuhalten: Denn je öfter gleiche oder unterschiedliche Antibiotika als „schnelle" Lösung eingesetzt werden, ohne dass die behandelnden Ärzte von der Vorgeschichte wissen, desto rascher wird sich die Spirale zu Resistenzen und Nebenwirkungen der Antibiotikabehandlung entwickeln, ohne dass der Kernpunkt des Problems gelöst wird.

Verwechslung mit sexuell übertragbaren Erkrankungen

Da sexuell übertragbare Erkrankungen meist die gleiche Region betreffen, die auch bei Harnwegsinfektionen befallen ist und auch oft in Anfangsstadien ähnliche Symptome aufweisen, soll hier mit einem kurzen Überblick

Sensibilität für ein immer noch gerne heruntergespieltes Problem geschaffen werden.

Die Häufigkeit sexuell übertragbarer Erkrankungen hat in den letzten 25 Jahren drastisch zugenommen.

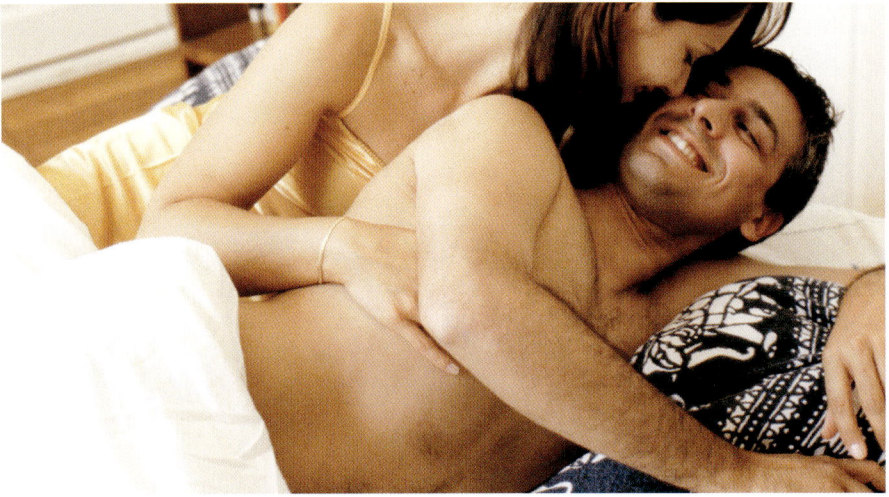

Die Häufigkeit der sexuell übertragbaren Erkrankungen hat in den letzten 25 Jahren weltweit drastisch zugenommen. Früher waren Syphilis, Gonorrhoe und weicher Schanker die drei wichtigsten Geschlechtskrankheiten. In den letzten 50 Jahren erkannte man aber, dass noch viele andere Erkrankungen durch sexuellen Kontakt übertragen werden können. Dazu gehören u.a. Hepatitis B und C, AIDS, Trichomoniasis, Chlamydieninfektion, Herpes Genitalis, aber auch Candidose. Auch für die unspezifische Urethritis beim Mann wird die sexuelle Übertragung der auslösenden Keime verantwortlich gemacht – bei der Frau bestehen meist keine Urethritissymptome.

Um die Verbreitung von Geschlechtskrankheiten einzudämmen, gibt es in den meisten Ländern eine Meldepflicht durch den Arzt (anonym, solange der oder die Betroffene nicht die Behandlung verweigert). Zur Vermeidung eines Ping-Pong-Effekts ist unbedingt eine Partnertherapie erforderlich. Bei folgenden Geschlechtskrankheiten wird mitunter zunächst eine Harnwegsinfektion vermutet:

→ Syphilis

Syphilis wird durch das Bakterium Treponema pallidum übertragen und kommt heutzutage in unseren Breiten sehr selten vor. Bei vielen der gemeldeten Fälle handelt es sich um Personen, die sich im Ausland angesteckt haben. Syphilis ist z.B. in Afrika und Asien sowie z.Tl. auch in Ländern des ehemaligen Ostblocks stärker verbreitet.

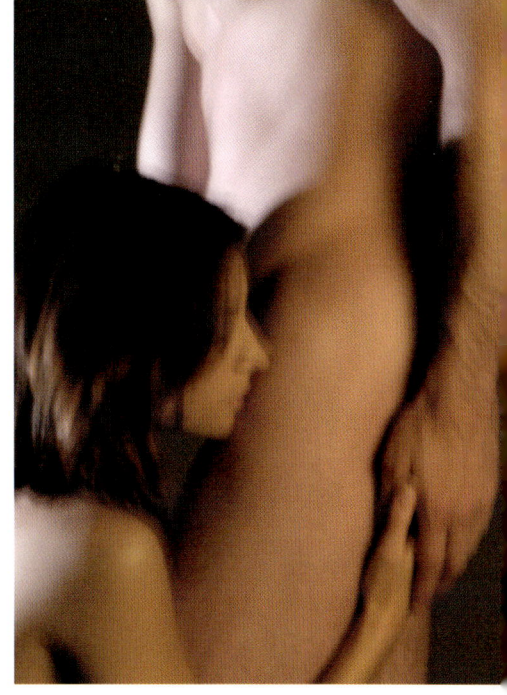

Symptome:

Innerhalb von 10 bis 90 Tagen (durchschnittlich drei Wochen nach der Infektion) erscheint ein Geschwür auf der Haut oder Schleimhaut direkt an der Stelle der Infektion, auch „harter Schanker" genannt. Innerhalb von zehn Tagen tritt dann eine regionale Lymphknotenschwellung auf. Das Geschwür sitzt z.B. am Penis, an den Schamlippen oder in der Scheide. Es kann bei Oralverkehr aber auch im Mund oder im Rachen und bei Analverkehr im Enddarm entstehen.

Auch unbehandelt heilen die Geschwüre von selbst nach einigen Wochen ab.

Wenn das Geschwür verschwunden oder während es immer noch vorhanden ist, beginnt das zweite Stadium mit einem hell- bis braunroten fleckigen Ausschlag am ganzen Körper. Es können Beschwerden auftreten, die an eine Grippe erinnern, mit Fieber und Muskelschmerzen zur Folge. Auch dieser Ausschlag verschwindet, und es treten allgemeine Lymphknotenveränderungen (generalisierte Lymphadenopathie) sowie scharf begrenzte plattenartige Hautveränderungen an typischen Stellen (z.B. Schleimhäute, Handflächen und Fußsohlen) auf.

Danach kommen die Beschwerden zum Stillstand, aber die Krankheit kann jederzeit wieder auftreten.

In den späten Stadien kann die Syphilis an verschiedenen Körperstellen auftreten. Die gefährlichsten Spätfolgen betreffen die Hauptschlagader, das Herz sowie Veränderungen des Nervensystems und des Gehirns.

Aus dieser Beschreibung wird klar, dass sich die Symptome der Syphilis letztlich doch eindeutig von jenen einer Harnwegsinfektion unterscheiden und beim leisesten Verdacht sofort eine entsprechende fachärztliche Behandlung (auch des Partners) erforderlich ist. Gefährdet sind alle Personen, die mit dem bzw. der Infizierten in den letzten drei Monaten vor dem ersten Auftreten der Symptome sexuellen Kontakt gehabt hatten.

Die gute Nachricht: Bei einer rechtzeitigen Behandlung heilt die Syphilis folgenlos aus.

→ Tripper (Gonorrhoe)

Gonorrhoe wird durch Bakterien namens Neisseria gonorrhoeae, auch Gonokokken genannt, ausgelöst.

Die Anzahl der Tripper-Erkrankungen ist im Zusammenhang mit der HIV-Epidemie und der Anwendung von so genanntem Safer Sex bis 1988 zurückgegangen und jetzt wieder im Ansteigen.

Die Krankheit kommt besonders bei jungen, sexuell aktiven Menschen mit häufigem Partnerwechsel vor. Ungefähr die Hälfte aller infizierten Frauen haben keine Beschwerden. Bei den Männern sind etwa 10 bis 20 Prozent beschwerdefrei.

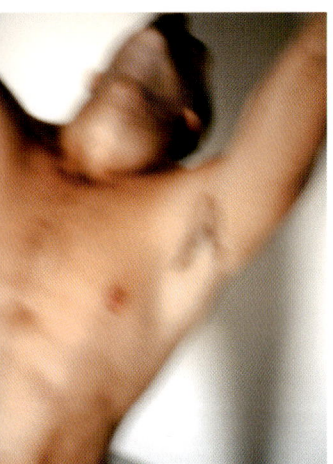

Beschwerden bei Männern

Die ersten Beschwerden sind brennende Schmerzen beim Wasserlassen. Wenn es besonders schlimm ist, fühlt es sich so an, „als ob sich Glassplitter in der Harnröhre befänden".

Es kommt zu Ausfluss aus der Harnröhre – am Anfang ist der Ausfluss gering und schleimig, dann nimmt er sehr schnell zu und sieht gelblich cremig aus.

Bei chronischer Verlaufsform kann sich eine aufsteigende Infektion des Urogenitaltrakts entwickeln (Epididymitis = Nebenhodenentzündung, Entzündung der Prostata), die wiederum zu Unfruchtbarkeit oder einer sehr unangenehmen chronischen Prostataentzündung führen kann.

Beschwerden bei Frauen

Bei Frauen können die Beschwerden in der Frühphase sehr mild sein, da sie Ausfluss und leichtes Brennen beim Wasserlassen nicht als etwas Ungewöhnliches ansehen. Wenn die Schleimdrüsen im Bereich der äußeren weiblichen Geschlechtsteile befallen sind, kommt es zu der sehr schmerzhaften Entzündung der Bartholinschen Drüsen.

Möglicherweise kommt es zu übelriechendem Ausfluss aus der Scheide.

Eine verhältnismäßig häufige Komplikation (bei ca. 20 Prozent der Patientinnen) ist die Beteiligung der Organe des kleinen Beckens in Form einer Entzündung der Gebärmutterschleimhaut (Endometritis) oder einer Eileiterentzündung (Salpingitis), die in weiterer Folge zu Unfruchtbarkeit führen können.

Nach Oralverkehr kann eine Gonorrhoe des Mundrachenraums auftreten. Sie ist meist asymptomatisch, kann aber gelegentlich mit den Zeichen einer Rachenentzündung oder einer eitrigen Mandelentzündung (Tonsillitis) einhergehen.

Ein guter Rat: Je nach sozialem Umfeld sind etwa 50 Prozent der erkrankten Frauen und bis zu 25 Prozent der erkrankten Männer Überträger, die selbst keinerlei Symptome zeigen. Daher wissen diese Menschen auch nicht, dass sie eine ansteckende Krankheit haben.

Wird eine Gonorrhoe rechtzeitig behandelt, müssen Sie mit keinerlei Spätfolgen rechnen – besser ist jedoch die Prävention durch Safer Sex (= Kondom).

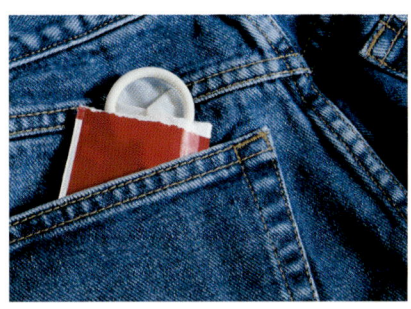

Beim Tripper mag man durch das anfängliche Brennen in der Harnröhre (1 bis 10 Tage nach der Infektion) an eine Harnwegsinfektion denken, der eitrige Ausfluss aus der Harnröhre schließt das aber rasch und eindeutig aus und Betroffene sollten daher ohne Selbstbehandlungsversuche gleich einen Arzt zur klaren Diagnose und zielgerechten Therapie aufsuchen.

→ Chlamydien

Dies ist die vielleicht die häufigste und unauffälligste Geschlechtskrankheit überhaupt und eine der wichtigsten Ursachen für Unfruchtbarkeit bei Frauen. Erreger ist Chlamydia trachomatis, eine spezielle Bakterien-Gattung, die sich in den Körperzellen einnistet.

Die Infektion verläuft sehr häufig unauffällig, deshalb bemerken sie etwa 75 Prozent der Frauen und 50 Prozent der Männer gar nicht. Bei Frauen kann es zu Beschwerden beim Urinieren und zu Ausfluss kommen, Männer bemerken vor allem Schmerzen beim Urinieren. Kinder können während der Geburt angesteckt werden. Sie können eine Augenentzündung oder zwei bis drei Wochen nach der Geburt eine Lungenentzündung entwickeln. Die Behandlung erfolgt mit Antibiotika. Immunität entsteht bei einer Infektion keine, man kann jederzeit wieder an einer Chlamydieninfektion erkranken.

Eine Chlamydieninfektion kann man aufgrund der häufig unscheinbaren Symptome selbst kaum erkennen bzw. ausschließen. Wer mit einem neuen Sexualpartner verkehrt oder häufig Partner wechselt, sollte daher bereits bei leichten Beschwerden beim Urinieren sicherheitshalber einen Arzt konsultieren.

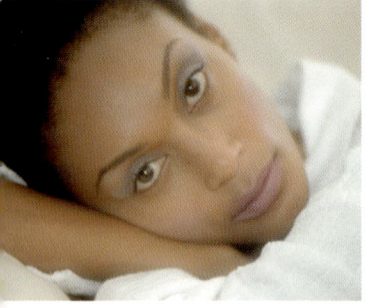

Vorbeugung und Therapie von Harnwegsinfektionen

In diesem Kapitel werden allgemeine Vorschläge beschrieben, wie Harnwegsinfektionen verhindert bzw. behandelt werden können. Darüber hinaus folgen in speziellen Darstellungen Tipps für die wichtigsten Gruppen potentiell Betroffener.

Ein gesunder, junger Körper hält viel aus, auch wenn er sehr gefordert wird und übliche Verhaltensregeln missachtet werden, für mache ist jedoch schon ein „leiser Windhauch" Auslöser eines akuten Krankheitszustandes. Vorbeugende Maßnahmen gegen Harnwegsinfektionen sind daher ebenfalls eine Sache der individuellen Disposition sowie des Hausverstandes und Augenmaßes. Die beschriebenen Regeln gelten natürlich speziell für empfindliche Personen, sollten jedoch auch Gesunden eine Anregung zur Aufrechterhaltung ihres begünstigten Zustandes geben. Kommt es trotz Einhaltung der angeführten Regeln zu einer Harnwegsinfektion, sollte auf jeden Fall der Rat eines Arztes eingeholt werden, zumal vorbeugend nicht alle Ursachen ausgeschaltet werden können.

Die wichtigsten vorbeugenden Maßnahmen gegen Harnwegsinfektionen lassen sich einfach zusammenfasssen:

→ Hygiene,
→ Wärme,
→ Immunstärkung,
→ Trinken.

→ Hygiene

Diese Ausführungen betreffen vor allem Frauen, da bei ihnen die anatomischen Verhältnisse das Einwandern der Bakterien begünstigen. Die häufigsten Erreger einer Harnwegsinfektion sind Kolibakterien, die die kurze Strecke vom Darmausgang in den Harnleiter rasch überwinden.

Nach dem Stuhlgang wird der Dammbereich leicht mit Darmbakterien verunreinigt. Schon das richtige Abwischen mit Toilettenpapier kann zur Verhinderung einer Infektion beitragen: Stets von vorne nach hinten wischen, nie umgekehrt!

Für empfindliche Frauen ist es empfehlenswert, die Analregion nach dem Stuhlgang in fließendem Wasser zu waschen. Dabei sollte eher die verstellbare Düse des Bidets benutzt werden, Sitzbäder fördern eher den

Transport von Bakterien zum Harnleiter. Als Behelf kann man auch aus einem Gefäß Wasser von vorne nach hinten über die Scheide laufen lassen und mit Toilettenpapier nachtrocknen. In dieses Spülwasser kann man einige Tropfen Grapefruitkernextrakt geben: 10 bis 20 Tropfen CitroBiotic, auf 100 ml Wasser sind ein natürlich-sanftes und gut hautverträgliches Desinfektionsmittel, der leicht saure pH verträgt sich gut mit der Scheidenflora.

Sitzbäder fördern eher den Transport von Bakterien zum Harnleiter.

Wenn kein Bidet vorhanden ist, tut es notfalls auch ein sauberer Waschlappen oder ein in die Toilettenkabine mitgenommenes angefeuchtetes Papiertaschentuch.

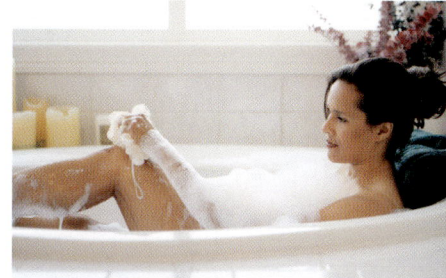

Aber übertriebene Sauberkeit ist auch nicht gut: Die Anwendung von Duschgels etc. führt bei zu häufigem Gebrauch zum Abtragen des natürlichen Säureschutzmantels der Haut bzw. der gesunden und für die Abwehr wichtigen Keimbesiedelung und Schleimhautschicht in der Scheide. Reines Wasser ist in der Intimhygiene besser als ein Zuviel an Detergentien und Intimdeos.

Benutzen Sie insbesondere für den Intimbereich nur Ihr eigenes Handtuch. Bedenken Sie auch, dass ein herumliegender feuchter Waschlappen eine ideale Brutstätte für Keime ist.

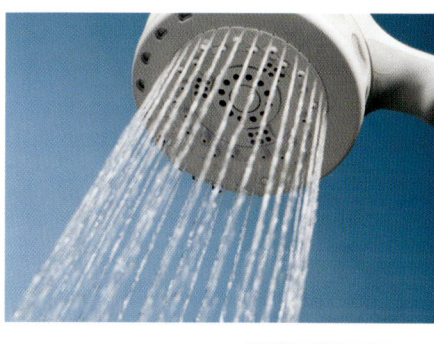

Nehmen Sie sich Zeit zum Wasserlassen. Vermeiden Sie eine übervolle Blase und entspannen Sie sich auf der Toilette. Pressen und verkrampfen Sie sich nicht, denn das führt zu Restmengen von Harn in der Blase und damit wieder zu leichterer Vermehrung von Bakterien.

Wechseln Sie Tampons und Binden häufig – auch sie sind günstige Brutstätten für Bakterien. Tampons stellen ein größeres Risiko dar als Binden: sie können die normale Scheidenflora verändern oder die Scheide zu sehr austrocknen sowie von innen Druck auf den Harnleiter ausüben (verursacht Restharn).

Baden ist eine unendliche Quelle für mögliche Harnwegsinfektionen: Unabhängig von der Wasserqualität ist der nasse Badeanzug einerseits durch den Wärmeentzug, andrerseits durch das feuchtwarme Klima eine für die Fortbewegung und Vermehrung der Bakterien ideale Umgebung. Daher nach dem Schwimmen sofort die nassen Anzüge wechseln. Das Badewasser selbst ist natürlich auch bestens zur Übertragung von Keimen

Die übertriebene Anwendung von Duschgels führt zum Abtragen der gesunden und für die Abwehr wichtigen Keimbesiedelung und Schleimhaut in der Scheide. Reines Wasser ist bei der Intimhygiene besser als ein Zuviel an Detergentien und Intimdeos.

geeignet – je wärmer, desto besser. Ein dicht mit Menschen besetzter Whirlpool in der Wellness- und Saunalandschaft ist ein Freudenfest für die Bakterien – so viel Desinfektionsmittel kann gar nicht im Wasser sein, um ihnen die Verbreitung zu unterbinden. Auch normal temperiertes und chloriertes Wasser im öffentlichen Schwimmbad oder privaten Pool kann durch das Desinfektionsmittel die empfindliche Scheidenregion reizen und leichter für die Infektionskeime angreifbar machen. Nach dem Baden in Meerwasser ist auf gutes Duschen und Spülen der Scheidenregion mit Süßwasser zu achten, denn Salzkristalle greifen nach dem Abtrocknen ebenfalls die Schutzschicht der Scheide an.

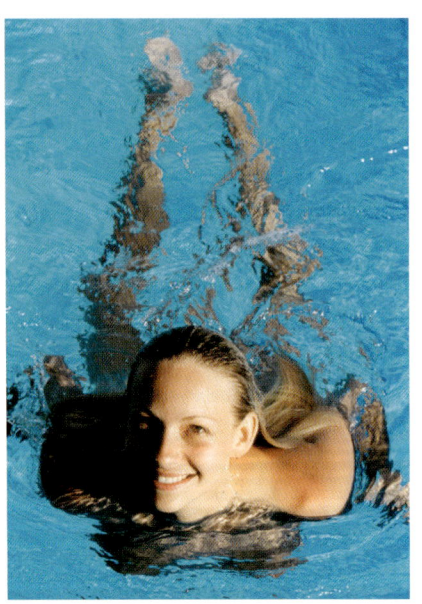

Wo Wasser ist, tummeln sich die Keime. Sehr empfindliche Personen sollten möglichst auf Schwimmen verzichten.

Sehr empfindlichen Personen kann man nur raten, möglichst auf Schwimmen zu verzichten, denn wo Wasser ist, tummeln sich die Keime. Zum Bereich Hygiene gehört auch die Wahl der richtigen Unterwäsche: Baumwoll- oder Funktionsunterwäsche, die die Feuchtigkeit aufsaugen bzw. ableiten, sind zweckmäßig, synthetische Materialien (ohne funktionale Eigenschaften) oder besonders enge, feuchtigkeitsfördernde Kleidungsstücke reizen die empfindlichen Zonen und ermöglichen es den Keimen, sich zu bewegen und zu vermehren.

Eine Methode zur Verstärkung natürlicher Barrieren betrifft die nützliche Keimflora der Scheide. Diese besteht aus Laktobazillen-Arten, den Milchsäurebakterien, die wir auch vom Joghurt kennen. Ihr Name rührt daher, dass sie beim Abbau von Milch und Milchprodukten Milchsäure herstellen. Ihre Anwesenheit hemmt das Wachstum von Hefen (Pilzen) und sie konkurrieren im Wachstum mit E. coli um die Besiedlung der Scheide. Durch ihre Stoffwechseltätigkeit entsteht leicht saurer pH, der ihren Lebensraum schützt. Es gibt nun die Möglichkeit, Produkte mit Laktobazillen zu essen (Joghurt oder Kapselpräparate) oder diese direkt in die Scheide einzubringen (Joghurt auf Tampon, Zäpfchen oder Schaum). Wenn nach den Wechseljahren die Scheide durch Östrogenmangel immer stärker austrocknet, ist dies auch eine geeignete Gegenmaßnahme (oder lokal wirksame Östrogenpräparate).

→ Sexualhygiene

Hier geht es nicht um die Prävention von klassischen Geschlechtskrankheiten wie Syphilis, Hepatitis und Aids, sondern um eher alltägliche Unannehmlichkeiten, die jeden betreffen können. Ein verbreitetes Problem ist die „Honeymoon-Zystitis", eine typische Schmierinfektion bei der Frau. Neben Maßnahmen zur Verbesserung der Sauberkeit (natürlich inklusive des Penis des Mannes) hat es sich auch bewährt, die Blase nach dem Sexualverkehr zu entleeren, dazwischen ein, zwei Glas Wasser (oder Preiselbeersaft) zu trinken und etwa eine halbe Stunde nach dem Verkehr nochmals die Blase vollständig zu entleeren. Damit werden die meisten eingedrungenen Bakterien wieder hinausbefördert.

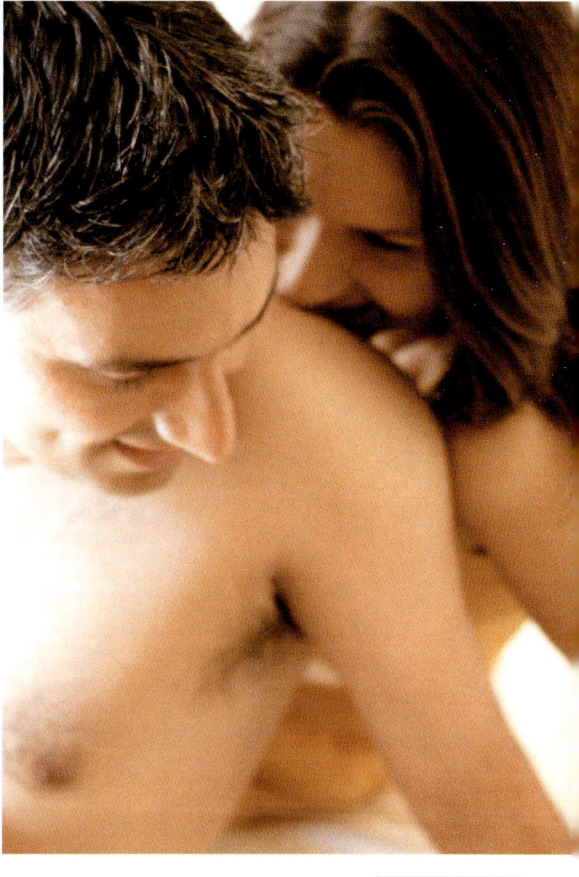

Eine gut vorbereitete, d.h. feuchte Scheide und Vagina sind ebenfalls besser gegen Keime oder Mikroverletzungen geschützt, nötigenfalls sollte man eventuell mit Gleitmittel nachhelfen, wenn die Stimulation durch Hormone nicht (mehr) ausreicht.

Neben Maßnahmen zur Verbesserung der Sauberkeit hat es sich auch bewährt, die Blase vor dem Sexualverkehr zu entleeren.

Nicht vergessen, dass bei Analstimulation oder -verkehr die Kolibakterien unmittelbar von ihrem angestammten Platz im Darm in die Scheide und zur Harnröhre gebracht werden können. Die Reihenfolge der Berührungen ist für die Übertragung der Keime ausschlaggebend, daher entweder die Hand wechseln, zwischendurch waschen oder immer zum Analverkehr ein Kondom überziehen, das vor dem nachfolgenden Einführen des Penis in die Vagina abzustreifen oder zu wechseln ist.

Beim oralen Sex werden häufig Candida-Pilze sowohl auf die Geschlechtsteile als auch in die Mundhöhle übertragen. Oft entwickelt sich ein solcher Pilzüberschuss in der Vagina nach Antibiotikabehandlung, aber auch hormonell bedingt im Rahmen einer Schwangerschaft oder durch hormonelle Kontrazeptiva. Eine natürliche Vorbeugung ist durch regelmäßige Spülung der Genitale sowie der Mundhöhle durch eine verdünnte Lösung von Grapefruitkernextrakt möglich (10 bis 20 Tropfen CitroBiotic, in etwa 50 ml Wasser). Im Falle einer Infektion sind immer beide Partner mit entsprechenden Antimykotika zu behandeln, um einen Ping-Pong-Effekt zu vermeiden.

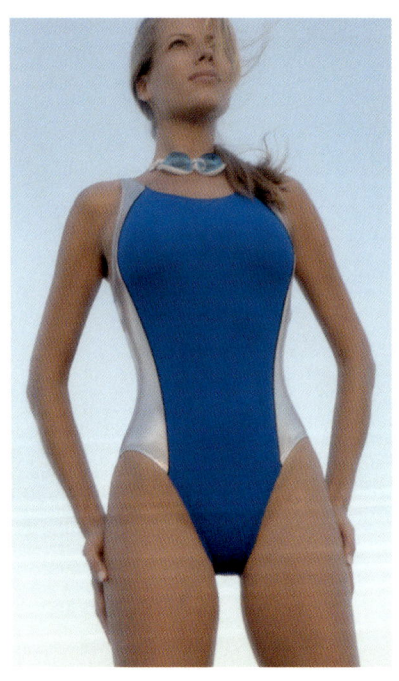

Nasse Badeanzüge sind auch bei hoher Lufttemperatur unbedingt sofort gegen trockene zu tauschen.

→ **Wärme**

Nur wenn der Unterleib gut durchblutet und warm ist, kann das Immunsystem der Blase optimal arbeiten.

Schützen Sie sich daher vor Unterkühlung! Halten Sie besonders Füße, Beine und den Unterleib warm. Gar manche(r) hat schon nach einer kurzen Rast auf einem kalten Sitzplatz oder zu langer Zeit mit nassen oder kalten Füssen die Erfahrung einer Blasenentzündung gemacht. Gerade jungen, modisch dominierten Frauen kostet es oft viel Überwindung, ihre Unter- und Oberbekleidung dem Wärmebedürfnis des Körpers und nicht dem aktuellen Trend anzupassen.

Nasse Badeanzüge sind auch bei hoher Lufttemperatur unbedingt sofort gegen trockene tauschen. Nasse oder verschwitzte Kleidung nach dem Sport sollte ebenfalls rasch gewechselt werden – mit guter Funktionswäsche aus speziellen Fasern, die die Feuchtigkeit sofort vom Körper wegleitet, vermeidet man eine Auskühlung, besonders im empfindlichen Nierenbereich.

Wenn schon eine Blasenentzündung im Anflug oder bereits im Gange ist, zählt die Anwendung von Wärmeflasche und Bettwärme zu den Grundregeln und bewährten Hausmitteln.

→ Immunstärkung

Es gibt tausende Empfehlungen und Ratschläge zur Immunstärkung, die sich jedoch alle auf ein paar wesentliche zusammenfassen lassen:

→ vitamin- und vitalstoffreiche Ernährung,

→ Bewegung an der frischen Luft,

→ innere Ruhe und Stressabbau.

Aufgrund des immer vitalstoffärmer werdenden Nahrungsmittelangebots für den täglichen Bedarf hat sich die Palette von Nahrungsergänzungsmitteln und Medikamenten zur Steigerung der Immunabwehr sehr rasant entwickelt. Als Konsument lässt man sich dazu am Besten vom Arzt, in der Apotheke oder im Drogeriefachhandel über das aktuelle Sortiment beraten, um das zur persönlichen Konstitution und Ernährungsweise passende Ergänzungsmittel auszuwählen. Man sollte immer bedenken, dass wahllos eingenommene Nahrungsergänzungsmittel (auch Vitaminpräparate) letztlich den gegenteiligen Effekt bewirken können. Daher ist eine kompetente Beratung vorab sehr wichtig.

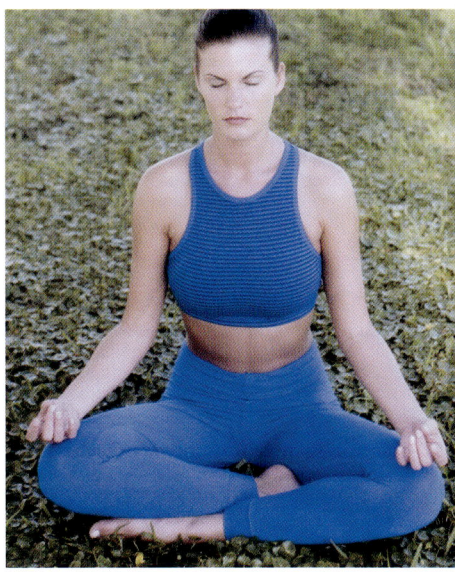

Nicht zu unterschätzen sind psychische Belastungen auf das Immunsystem. Beobachten Sie sich selbst, in welchen Zusammenhängen Sie häufig eine Blasenentzündung entwickeln. Verstehen Sie diese Reaktion als einen Hilfeschrei Ihres Körpers und versuchen Sie Ursachen in Ihren Lebensumständen zu verändern, bevor das Problem chronisch wird und Sie nur noch durch ständige Medikamenteneinnahme „überleben". Meditation und Entspannungstechniken helfen, Abstand zum Tagesstress zu gewinnen und in sich selbst hineinzuhorchen.

Nicht zu unterschätzen sind psychische Belastungen auf das Immunsystem. Meditation und Entspannungstechniken helfen, Abstand zum Tagesstress zu gewinnen.

→ Trinken

Halten Sie sich an das Vorbild der Models – zumindest beim Trinken: Für sie ist Wasser das Schönheitsmittel Nr. 1. Es polstert die Haut und vertreibt den Appetit. Dazu kommt die Hauptwirkung für Niere und Blase: Es steht ausreichend Flüssigkeitsvolumen für die Filter- und Ausscheidungstätigkeit der Niere zur Verfügung, die Harnmenge nimmt zu, es verringert sich

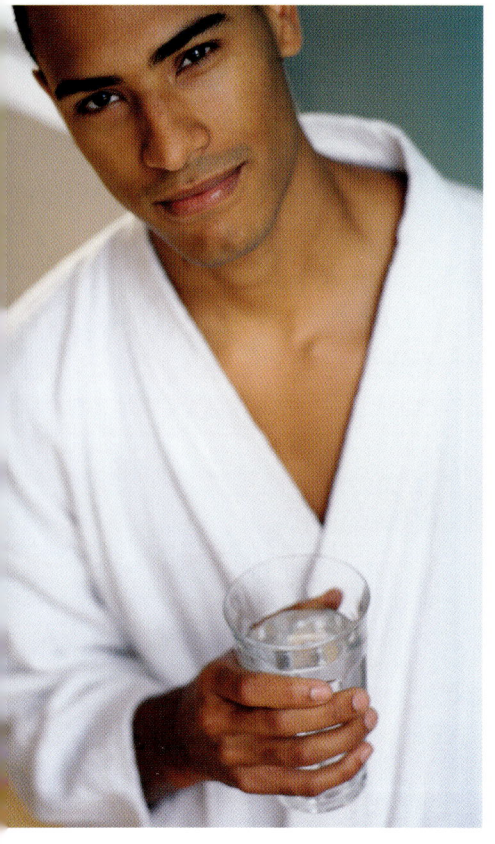

damit die Konzentration von Bakterien im Urin und das Ausschwemmen selbst wird entsprechend gefördert. Sofern man nicht herzkrank ist, sollte man in unserer gemäßigten Klimazone mindestens 2 Liter Flüssigkeit über den Tag verteilt trinken, vorzugsweise nicht gesüßte, kohlensäurearme und nur mäßig mineralisierte Getränke. Blasenempfindliche Personen sollten einen Teil dieses Volumens mit nützlichen Zubereitungen wie Preiselbeersaft, Blasen- oder Kräutertees oder reines (Quell-)Wasser einnehmen. Gerade reiner, ungesüßter Preiselbeersaft ergibt mit Wasser, nach persönlichem Geschmack verdünnt, ein erfrischend herbes Getränk, das speziell im Sommer den Durst wie kein anderer Fruchtsaft löscht. Wenn sich eine Blasenentzündung langsam ankündigt, hat schon oft die massive Einnahme von Preiselbeersaft (in diesem Fall einen halben bis ganzen Liter reinen Saft pro Tag in entsprechender Verdünnung) über die akute Gefährdung hinweggeholfen.

Gesunde Personen sollten in unserer gemäßigten Klimazone mind. 2 Liter Flüssigkeit über den Tag verteilt trinken. Vorzugsweise reines (Quell-) Wasser, Kräutertees und ungesüßten Preiselbeersaft. Vermeiden sollten Sie Alkohol, Kaffee, Schwarztee, kohlensäurereiche und zuckerhaltige Getränke.

Getränke, die Sie vermeiden sollten, weil sie blasenreizende Stoffe enthalten, sind Alkohol, Kaffee, Schwarztee, kohlensäurereiche und zuckerhaltige Getränke. Wenn Sie auf Kaffee nicht verzichten können, trinken Sie jedenfalls ausreichend Wasser danach. Vermeiden Sie Nahrungsmittel, die reizende Stoffe wie Koffein enthalten (z.B. Schokolade) oder stark gewürzte Speisen.

→ Gezielte Rezidivprävention

Wenn Harnwegsinfektionen öfter als dreimal pro Jahr auftreten, ist für eine gezielte Rezidivprophylaxe zu sorgen. Bei unkomplizierten Harnwegsinfektionen der Frau sind dies einerseits Maßnahmen, die auf eigene Initiative der Betroffenen zu setzen sind und im Wesentlichen im Kapitel Vorbeugung beschrieben wurden.

Dann gibt es die Möglichkeit, mit bestimmten synthetischen oder biologischen Präparaten vorzubeugen, die der Arzt verschreibt.

Mit dem Urovaxom führt man dem Körper abgeschwächte Kolibakterien zu, welche dann in Form einer Impfung das Immunsystem anregen und auf den echten Erreger vorbereiten. Ein anderes Prinzip mit der schwefelhaltigen Aminosäure Methionin (Acimethin) führt zu einer Ansäuerung des Harns und damit auch einer Verstärkung seiner bakterienhemmenden Wirkung. Beide Mittel sind nur über ärztliches Rezept erhältlich, da eine entsprechende Untersuchung zur sicheren Anwendung notwendig ist.

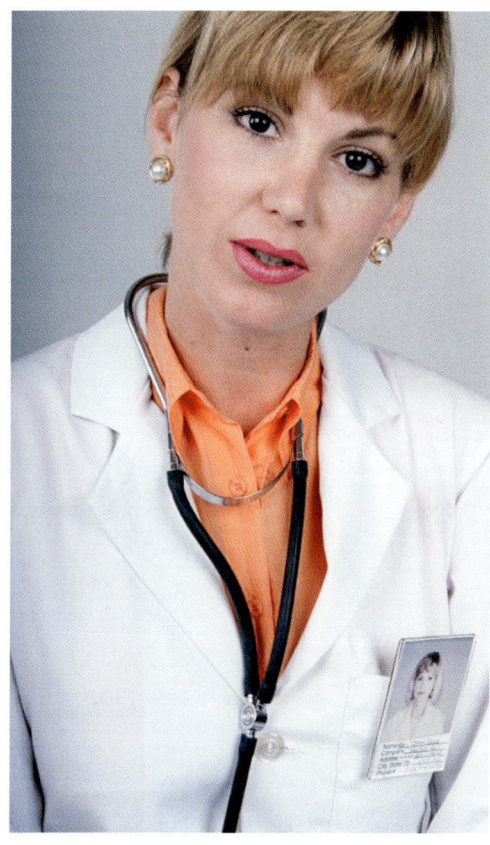

Synthetische oder biologische Präparate werden vom Arzt verschrieben.

Um der erhöhten Gefahr von Harnwegsinfektionen nach den Wechseljahren, bedingt durch das Austrocknen der Scheide nach Einstellung der natürlichen Hormonproduktion, zu begegnen, kann der Arzt auch lokal anzuwendende Östrogenpräparate verschreiben.

Unter bestimmten Voraussetzungen werden auch Antibiotika zur Rezidivprophylaxe eingesetzt. Dies jedoch nur bei unbedingter Notwendigkeit und auch nur über möglichst kurze Zeit mit ausgewählten Präparaten, um eine Verringerung der Wirksamkeit von Antibiotika bei zukünftig erforderlichen Therapien erneuter Infektionen zu vermeiden.

Immer häufiger wird von Ärzten auch die Einnahme von Präparaten aus Preiselbeeren oder der amerikanischen Cranberry empfohlen, da Forschungsarbeiten in den letzten zehn Jahren diesen Naturmitteln eine hohe Wirksamkeit bestätigt haben.

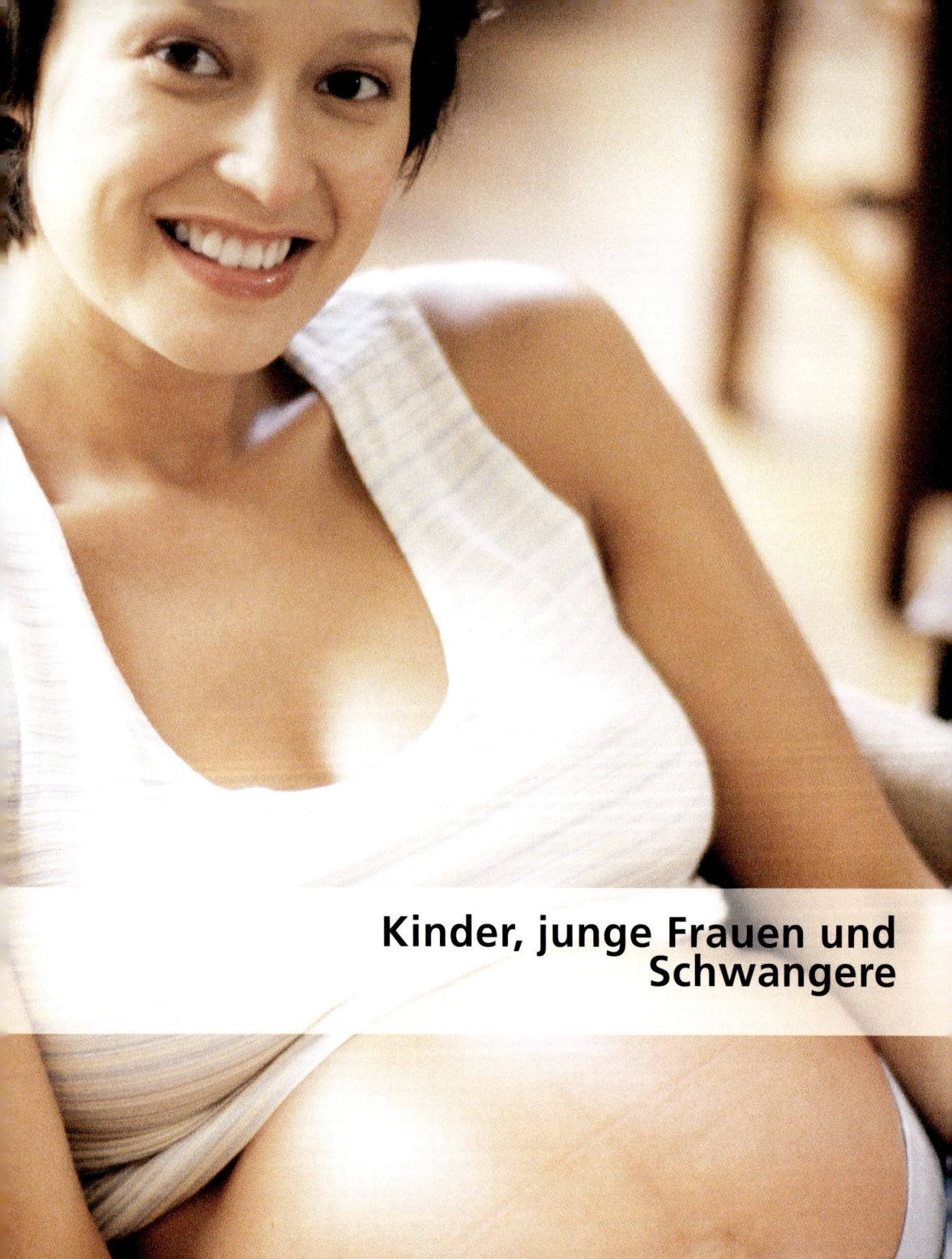

Kinder, junge Frauen und Schwangere

Kinder

Harnwegsinfektionen im Säuglings- und Kindesalter sind ernst zu nehmende Erkrankungen, die sowohl eine exakte Diagnostik als auch eine sorgfältige Behandlung erfordern, denn die Nieren werden durch bakterielle Infektionen leichter geschädigt als im Erwachsenenalter.

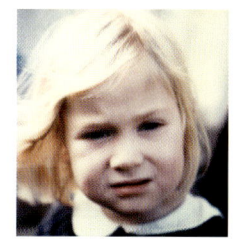

Bei Verdacht auf Harnwegsinfektionen bei Kindern sollte sofort der Arzt aufgesucht werden. Folgende Symptome treten meist auf:
Bei Kleinkindern
→ Fieber,
→ Appetitlosigkeit,
→ Erbrechen,
→ bei bereits trocknenen Kindern erneutes Einnässen.

Bei älteren Kindern
→ Schmerzen beim Wasserlassen,
→ häufiger Harndrang,
→ Fieber,
→ Schmerzen in der Leistengegend.

Bei ca. 1 % aller Buben und 5 % aller Mädchen tritt bis zum Schulende eine Harnwegsinfektion auf. Am häufigsten sind Buben im ersten Lebensjahr betroffen, danach sinkt die Inzidenz deutlich. 30 % der Harnwegsinfektionen wiederholen sich innerhalb eines Jahres, während fünf Jahren sind es sogar 50 %. Mädchen sind davon doppelt so häufig betroffen wie Buben.
Angeborene Fehlbildungen sind eine häufige Ursache für Harnwegsinfektionen. Bei 10 bis 15 % der fieberfreien und 50 % der hoch fieberhaften Harnwegsinfektionen liegt ein vesikorenaler Reflux (Harnrückfluss von der Blase in die Niere) vor. Dadurch wir das Aufsteigen der Keime in die Niere enorm erleichtert und in der Folge die Niere durch die Infektion bei mangelhafter Behandlung auch nachhaltig beeinträchtigt. So sind z.B. Kinder an sich gegen bakterielle Infektionen widerstandsfähiger, nach eingetretener Infektion ist das Nierengewebe jedoch bei Kindern anfälliger als später. Da der Reflux verschiedene Ursachen haben kann, ist beim Auftreten von Harnwegsinfektionen bei Kindern immer der Verdacht auf eine komplizierte Harnwegsinfektion abzuklären, d.h. bei Knaben bereits beim ersten

Wenn man als junge Frau sehr häufig an Blasenentzündungen und -infektionen leidet, sollte der Vermeidung von Rezidiven großes Augenmerk gewidmet werden. Denn die in einem eigenen Abschnitt beschriebene Interstitielle Zystitis beginnt mit solchen eher harmlosen Episoden in jungen Jahren und artet dann mit zunehmendem Alter und Fortschritt der Erkrankung zu sehr schmerzhaften Blasenkrämpfen mit wenig Heilungschancen aus.

Falls also keine organische Ursache für die ständig wiederkehrenden Harnwegsinfektionen bekannt und behandelbar ist, sollten junge Frauen die Mühe und Konsequenz aufbringen, eigenständig oder unter fachgerechter Anleitung diese Abwehrschwäche zu bekämpfen, denn es leidet die schönste Sache der Welt darunter.

Zusammengefasst nochmals die wichtigsten Selbsthilfe-Präventivmaßnahmen:

→ Ausreichende Trinkmenge (mind. 2 Liter täglich),
→ nach dem Geschlechtsverkehr Wasser lassen,
→ Kontrazeptionsmethode kritisch überprüfen,
→ Hygiene mit Reinigungsmitteln nicht übertreiben,
→ Preiselbeerpräparate nehmen (als Getränk oder Tabletten/Kapseln).

Zuletzt noch ein Hinweis auf spezifische gynäkologische Infektionen, die eventuell in Verbindung mit Harnwegsinfektionen auftreten oder auch damit verwechselt werden können:

→ Chlamydien-Infektion (Partner-Behandlung erforderlich!),
→ bakterielle Vaginosen bei Störung der Scheidenflora,
→ Trichomonaden (meist gemeinsam mit einer bakteriellen Vaginose),
→ Candida-Pilz-Infektion (häufig nach Einnahme von Antibiotika),
→ Geschlechtskrankheiten.

Die richtige Diagnose und zielgerechte Behandlung dieser Beschwerden erfordert entsprechende Fachkundigkeit. Bei Auftreten ungewohnter Symptome ist daher rasch ein Arzt aufzusuchen.

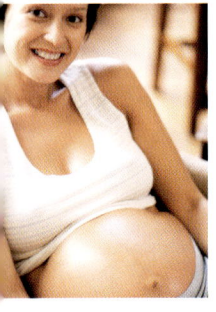

Schwangere Frauen

Mit der Schwangerschaft ist ein räumlicher Verdrängungsprozess verbunden, der die Harnwege in besonderem Maße betrifft, sowie eine Änderung der Ausscheidungsrate in der Niere.

Durch besondere hormonelle Steuerung entsteht eine Erschlaffung der glatten Muskulatur der oberen Harnwege, wodurch sich das Volumen des dort zwischengespeicherten Harns vergrößert und beim Auftreten von Bakterien die Entstehung einer Pyelonephritis (Nierenbeckenentzündung) begünstigt. Für den häufigeren Harndrang bei Schwangeren ist primär die erhöhte Harnproduktion in der Niere verantwortlich, eine mechanische Kompression der Harnblase selbst tritt erst im letzten Schwangerschaftsdrittel auf.

Asymptomatische Bakteriurien sind bei Schwangerschaft mit 2 bis 10 % zwar nicht häufiger als bei anderen Frauen, führen aber unbehandelt in 12 bis 43 % der Fälle zur Schwangerschaftspyelonephritis (Nierenbeckenentzündung). Die Verschiebung des Harnmilieus in alkalische Richtung, vermehrte Ausscheidung von Glukose, Laktose und Aminosäuren begünstigen ein Keimwachstum bei Schwangeren gegenüber Nichtschwangeren. Besonders hohes Risiko tragen Schwangere mit Diabetes (Zusammentreffen von zwei Risikofaktoren).

Neben dem Verlauf der akuten Pyelonephritis mit den typischen Symptomen wie Fieber, Schüttelfrost und Flankenschmerz bleibt etwa die Hälfte unscheinbar mit Symptomen wie Abgeschlagenheit, allgemeinem Krankheitsgefühl, Appetitlosigkeit.

Unter den natürlichen Präventivmaßnahmen gegen die Entstehung einer Harnwegsinfektion ist das Trinken von Preiselbeersaft sinnvoll.

Da mit Harnwegsinfektionen in der Schwangerschaft auch das Risiko eines vorzeitigen Wehenbeginns und einer Frühgeburt mit niedrigem Geburtsgewicht oder auch geistigen Behinderungen steigt, kommt den Untersuchungen auf Infektionen und den entsprechenden Behandlung und Prävention große Bedeutung zu.

Für die Behandlung von Harnwegsinfektionen in der Schwangerschaft sind nur bestimmte Antibiotika geeignet, die kein Risiko für den Embryo darstellen. Jede Art von Selbstbehandlungsversuch ist äußerst unverantwortlich gegenüber dem ungeborenen Kind.

Unter den natürlichen Präventivmaßnahmen gegen die Entstehung einer Harnwegsinfektion sind das Trinken von Preiselbeersaft oder die Einnahme von Extrakten als Lutschtabletten (PreiselSan) bzw. Kapseln bei Schwangeren sinnvoll: Der Harn wird leicht angesäuert und die Fähigkeit der Bakterien zum Andocken an die Innenwand der ableitenden Harnwege wird verringert – ohne Risiko von Nebenwirkungen auf Mutter und Kind.

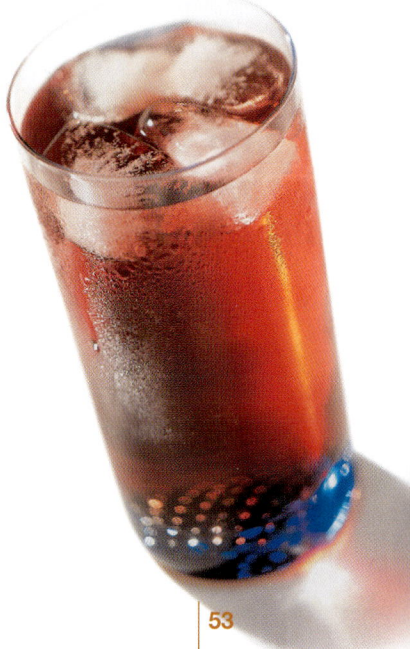

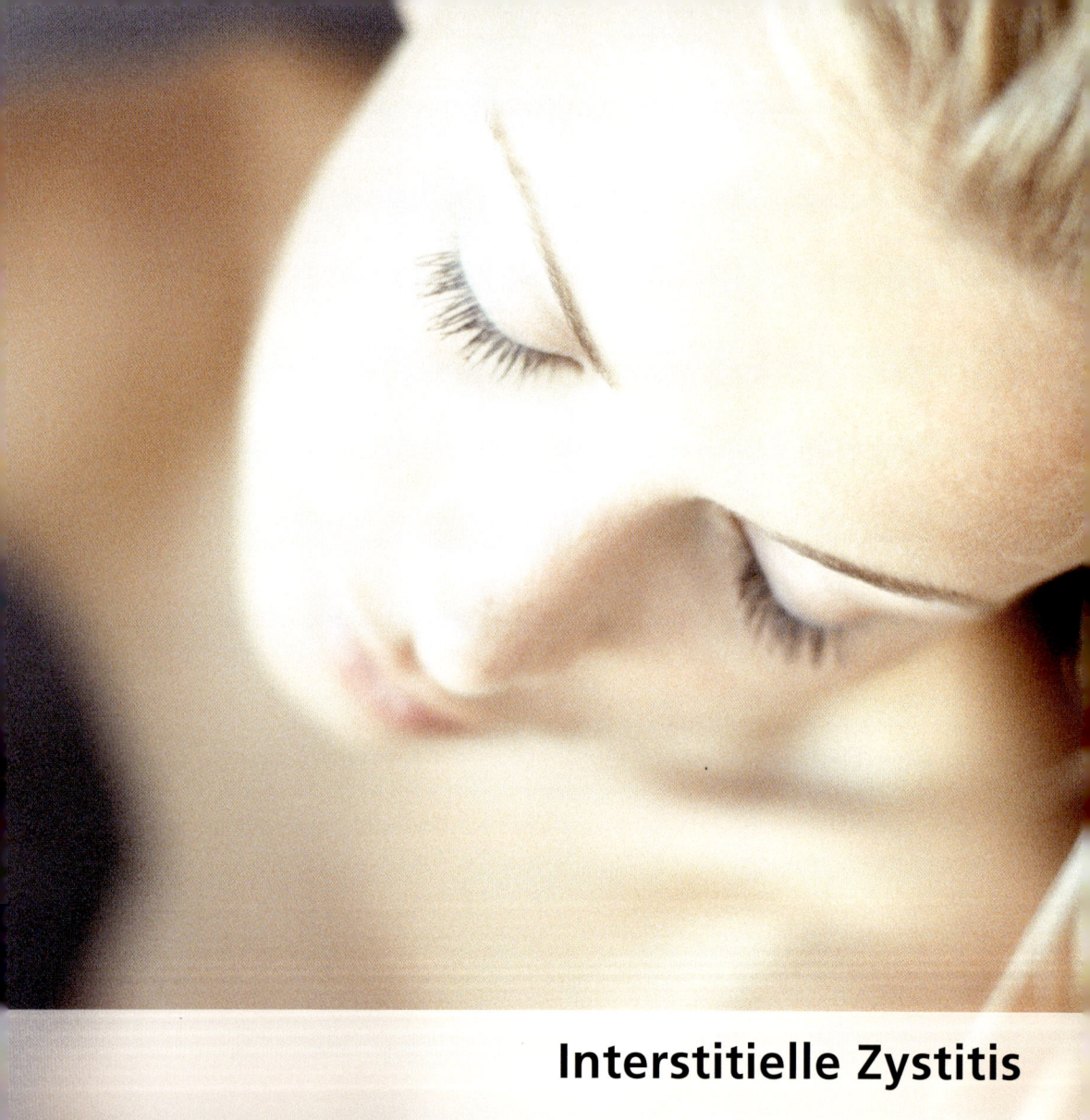

Interstitielle Zystitis

Bei Interstitieller Zystitis handelt es sich um eine chronische Blasenentzündung, die hauptsächlich bei Frauen diagnostiziert wird. Bei Männern wird dieselbe Symptomatik oft einer chronischen Prostatitis zugeordnet, obwohl auch hier die Ursache für die Beschwerden zumeist in der Blase zu finden ist.

Die Erkrankung äußert sich durch starken und häufigen Harndrang (bis zu 60 x pro Tag/Nacht) und Schmerzen im Unterbauch-, Blasen- und Dammbereich; sie führt unbehandelt in vielen Fällen zu Schrumpfung und Verlust der Blase und damit zu einem totalen Verlust jeder Lebensqualität.

Häufige Blasenentzündungen und vermehrter Harndrang können erste Anzeichen für die Krankheit sein. Auf die üblichen Antibiotika-Gaben und Spasmolytika (blasenberuhigende Medikamente) erfolgt bei Interstitieller Zystitis keine Besserung.

Da die Krankheit weder im Harn noch im Blut nachweisbar ist, werden die Beschwerden in der oft jahrelangen Frühphase häufig als „Reizblase" diagnostiziert.

Am Beginn des stadienhaften Krankheitsverlaufes steht ein Defekt der Blasenschleimhaut, weswegen durch den eigenen Harn und die darin befindlichen Ausscheidungsprodukte, besonders Kalium, vermehrt Drang und Schmerzen auftreten. Die Schmerzen werden stechend, schneidend, brennend und krampfend im gesamten Unterbauch, Harnröhre und Vulva empfunden, strahlen aber auch in den Rücken und die Beine aus. Die von Interstitieller Zystitis Betroffenen leiden in Folge der Erkrankung häufig an Magen-Darm-Problemen, Schleimhauterkrankungen im ganzen Körper, Schlaflosigkeit, Migräne, Gelenkserkrankungen und Depressionen.

Die Defekte der Blasenschleimhaut sind bei der Zystoskopie nicht immer ersichtlich, bei Aufdehnung der Blase zeigen sich aber kleine, für die Interstitielle Zystitis typische Einblutungen in der Schleimhaut. Die Diagnose der Interstitiellen Zystitis sollte idealerweise mittels komparativer Blasenkapazitätsmessung erfolgen. Dabei wird über einen Katheter zuerst eine neutrale Lösung (Kochsalz) in die Blase gefüllt, anschließend eine harnähnliche Flüssigkeit (Kaliumchlorid), die bei Bestehen eines Schleimhautdefektes eine Vollfüllung der Blase nicht zulässt, da sie früher zur Harndrangauslösung führt. Die Untersuchung dauert ca. 15 Minuten und ist, abgesehen vom ein wenig unangenehmen Katheterismus, schmerzfrei.

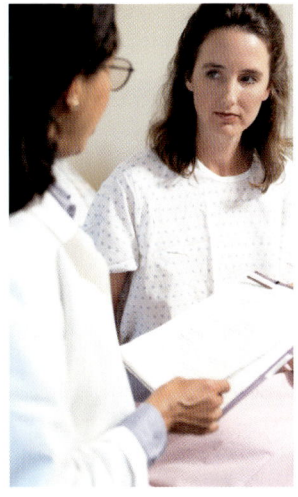

Um Krankheiten mit ähnlichen Beschwerden im Uro-Genitalbereich auszuschließen, ist sowohl eine urologische wie auch gynäkologische Abklärung unbedingt erforderlich.

Gibt es Hilfe bei Interstitieller Zystitis?

Obwohl heute schon vieles über die Entstehung der Interstitiellen Zystitis bekannt ist, sind die Ursachen für diese Erkrankung nicht in allen Fällen erklärbar; fortgeschrittene Stadien der Interstitiellen Zystitis gelten noch zumeist als unheilbar, aber medizinische Hilfe gibt es für alle Betroffenen!
Je früher die Interstitielle Zystitis, die über mehrere Jahrzehnte unerkannt verlaufen kann, diagnostiziert wird, desto besser sind die Therapieerfolge. Im Frühstadium sind schleimhautaufbauende Behandlungen, z.B. durch Blasenspülungen (Instillationen) mit Cystistat (Hyaluronsäure) oder andere Substanzen, Mittel der Wahl. Diese Therapie kann durch die orale Gabe von Pentosanpolysulfat unterstützt werden.
Verschiedene Kombinationen von Schleimhautschutz, Psychopharmaka und Schmerzmitteln haben sich bewährt, um wieder eine annehmbare Lebensqualität zu erlangen und die Harnblase als funktionsfähiges Organ zu erhalten. Auch physikotherapeutische Verfahren können als zusätzliche Maßnahmen die Erkrankung günstig beeinflussen. Dazu zählen Elektrostimulationsverfahren, Magnetfeld-Therapie, Akupunktur, Kinesiologie, Craniosakral-Therapie und Bioresonanz. Alle diese Methoden sollten aber erst nach Rücksprache mit dem Arzt zum Einsatz kommen, um aktuelle Behandlungsschemata nicht zu beeinträchtigen.

Ist die Interstitielle Zystitis durch medikamentöse Maßnahmen alleine nicht zu beeinflussen, kommen operative Maßnahmen zum Einsatz. Dazu zählt die Blasendehnung in Narkose, die nur begrenzt anwendbar ist und kurzzeitig Erleichterung von Schmerzen und Harndrang bringt.
Der frühzeitige Einsatz einer guten Schmerztherapie ist sehr wichtig, es steht dafür eine Vielzahl von Medikamenten zur Verfügung, die individuell anzupassen sind. Durch die Implantation eines Neuromodulators besteht in Einzelfällen die Möglichkeit, die Schmerzabläufe zu beeinflussen.
Unterstützend für alle Therapien wirken eine blasenschonende Ernährung, ausgeglichene Lebensweise, Wärme und die Stärkung des Immunsystems.
Als Vorbeugung gegen die immer wieder auftretenden Harnwegsinfektionen haben sich vor allem Preiselbeerpräpate gut bewährt.

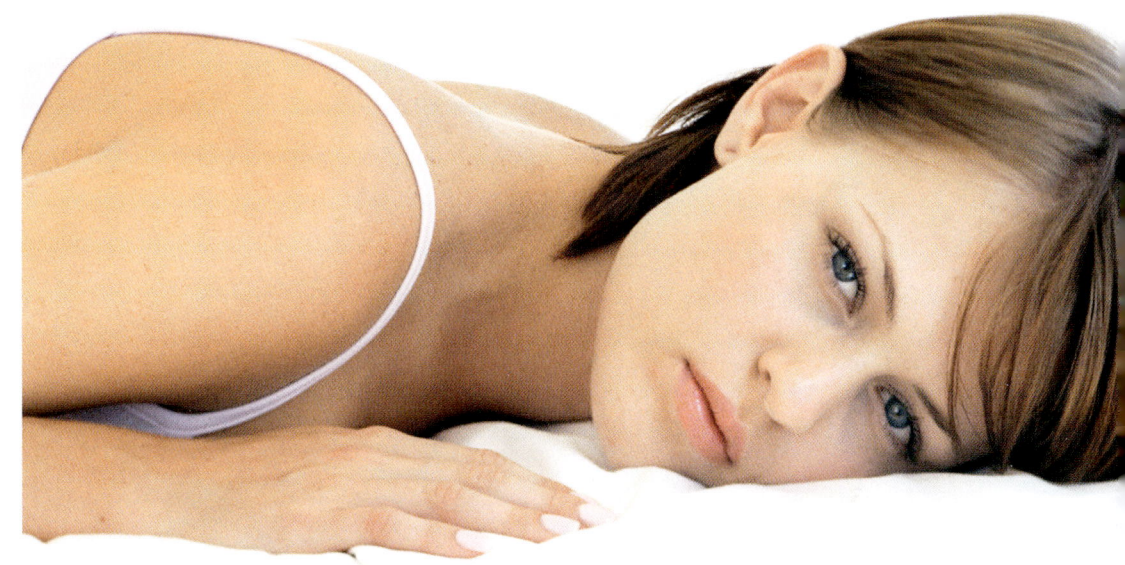

Inzwischen haben Betroffene zur Förderung von Forschung nach effektiven Behandlungsmethoden im deutschsprachigen Raum zwei Vereine gegründet, die für Laien und Fachkräfte als Anlaufstelle dienen:

Österreich:
Elke Hufnagl
Irisweg 4
A-4623 Gunskirchen
Tel./Fax: +43 – (0)7246 – 8448
www.ica-austria.at

Deutschland:
Barbara Mündner-Hensen
Behringstraße 18
D-53881 Euskirchen
Tel./Fax: +49 – 02251 – 76729
www.ica-ev.de

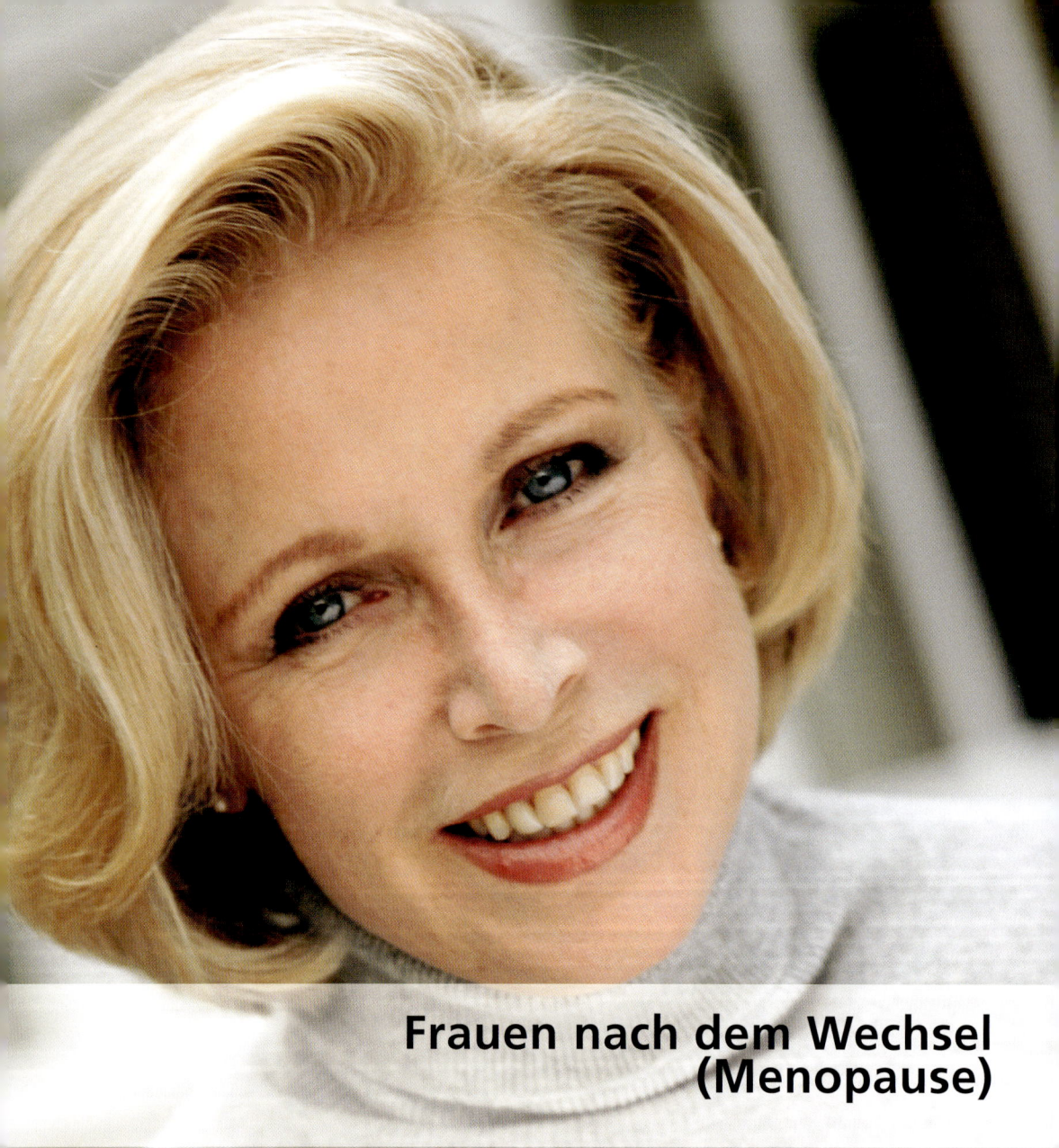

Frauen nach dem Wechsel (Menopause)

Statistiken belegen eindeutig, dass mit steigendem Lebensalter das Auftreten von Harnwegsinfektionen deutlich zunimmt, vor allem ab dem 6. Lebensjahrzehnt. Es ist also nahe liegend, dass die körperlichen Veränderungen durch die Menopause einen Einfluss auf die Anfälligkeit für Blasenentzündungen haben.

Tatsächlich sind es eine Reihe von Faktoren, die zu einer Schwächung der körpereigenen Abwehr führen und damit Bakterien das Eindringen in den Harntrakt erleichtern.

Veränderungen der Vaginalflora

Wie bereits beschrieben, stellt die lokale Besiedlung der Scheide eine wichtige natürliche Barriere gegen die Einwanderung von E.-coli-Bakterien aus der Analregion in den Harntrakt dar. Zur Aufrechterhaltung der günstigen Bedingungen für die Vaginalflora ist das Hormon Östrogen sehr wichtig, ebenso auch für den guten Zustand des Beckenbindegewebes. Stellt nun der Körper in den Wechseljahren die Östrogenproduktion auf Sparflamme, leiden auch die angeführten Zonen und Funktionen darunter. Die Zahl der Laktobazillen in der Scheide nimmt ab, der pH-Wert steigt an und der Durchgang für die Kolibakterien zur Harnröhre wird erleichtert.

→ **Was kann man dagegen unternehmen?**

Zum einen gibt es Präparate, die das Scheidenmilieu ansäuern oder die Besiedlung mit Laktobazillen unterstützen. Diese Produkte sind in der Regel ohne Rezept in Apotheken erhältlich. Andererseits kann auch durch die Anwendung einer lokalen Hormontherapie in Form von Salben, Zäpfchen oder Ringen die Vaginalflora wieder normalisiert werden – für diese Präparate ist eine ärztliche Verschreibung erforderlich. Es ist nachgewiesen, dass diese Art lokaler Hormonpräparate weniger Nebenwirkungen hervorruft als die Hormonersatztherapie mit Tabletten.

Harnwegsinfektionen bei Harninkontinenz

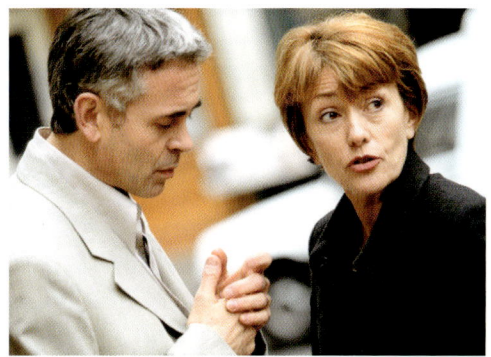

Mit steigendem Lebensalter werden Schwachstellen im Harnröhrenverschluss v.a. infolge eines untrainierten, überstrapazierten oder durch Geburten oder Operationen verletzten Beckenbodens deut-

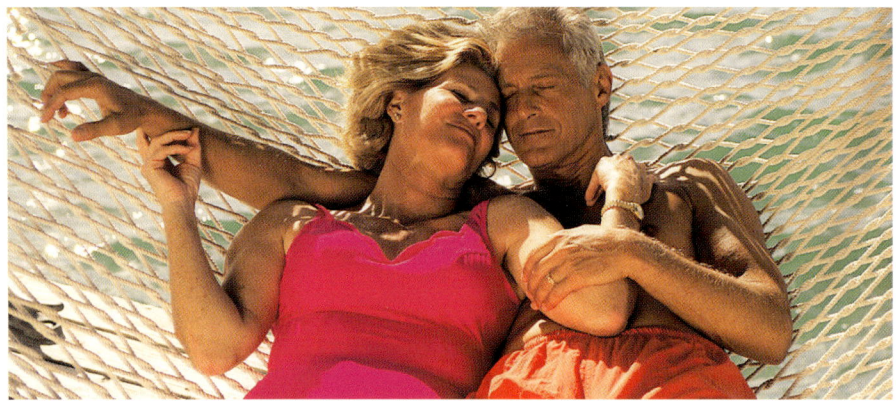

licher. Es beginnt meist mit der typischen Drangsymptomatik und mit mehr oder weniger häufigem unwillkürlichem Harnverlust. Die ständig austretende Feuchtigkeit erleichtert den Bakterien nun die Fortbewegung in Richtung Blase. Dazu kann noch Restharn in der Blase die Vermehrung von Bakterien begünstigen. Wenn nun schon von vornherein häufiger Harndrang vorhanden war, wird durch die Entstehung einer Blasenentzündung diese Drangsymptomatik noch verstärkt.

Zur Selbsthilfe gegen die Blasenentleerungsstörungen eignen sich bis zu einem bestimmten Schweregrad Phytopräparate mit Kürbis oder Brennnesselwurzel in Kombination mit Maßnahmen gegen die ständig drohenden Infekte wie z.B. das Trinken von Preiselbeersaft. Gerade wenn der durch die Blasenentzündung hervorgerufene Drang geringer wird, normalisiert sich die Miktionsfrequenz deutlich.

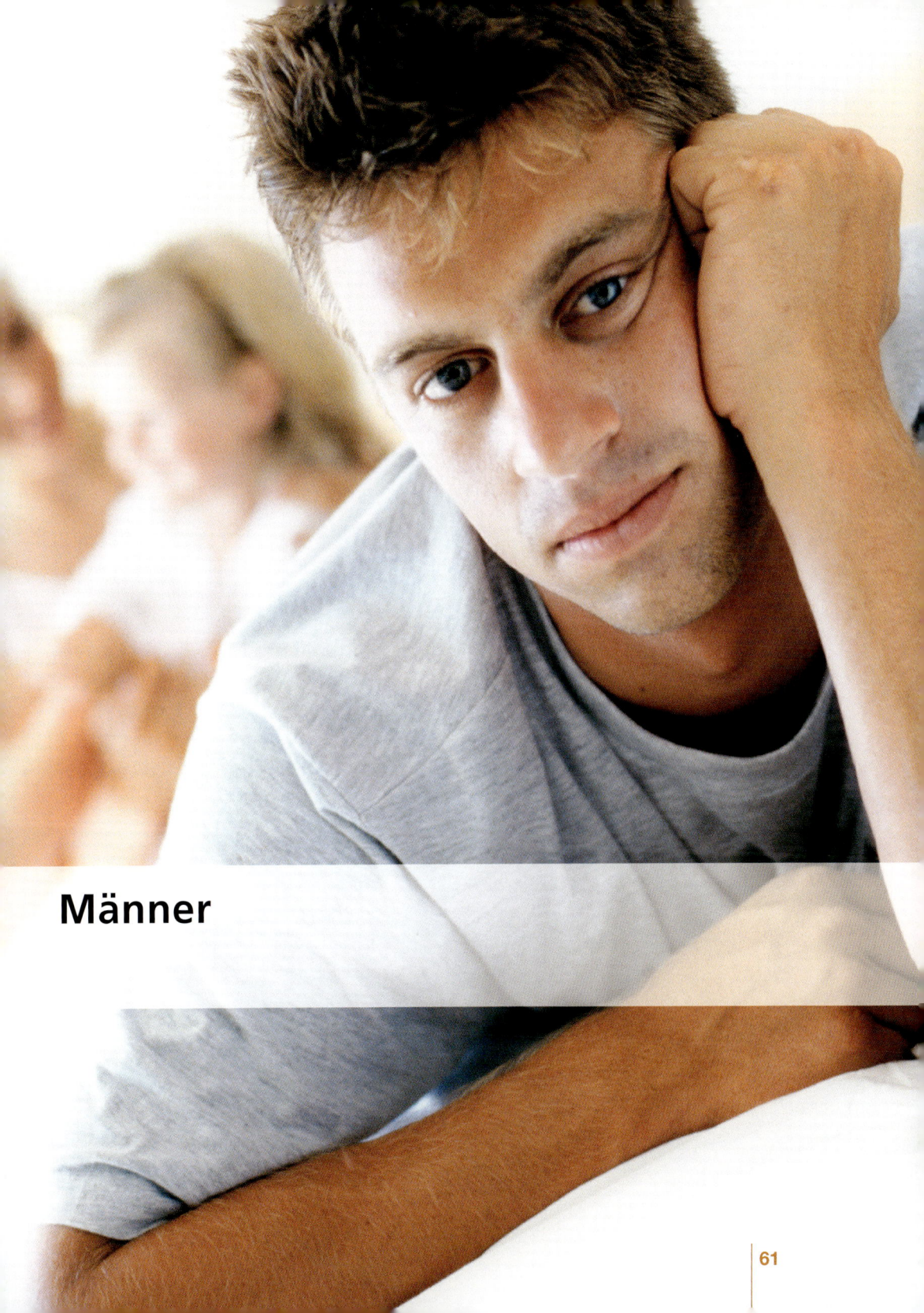

Männer

Im Gegensatz zur Frau ist beim Mann eine Harnwegsinfektion immer als kompliziert einzustufen. Bei Männern muss daher sehr genau nach der Ursache gesucht werden, bevor mit einer Therapie begonnen wird. Außer im Säuglingsalter liegt die Häufigkeit von Harnwegsinfektionen beim männlichen Geschlecht immer weit unter jener von Frauen, bis sich dies dann im höheren Alter (ab etwa 60 Jahren) relativ angleicht. Es sind dann zunehmend internistische Grunderkrankungen, allen voran Diabetes mellitus, neurologisch bedingte Blasenfunktionsstörungen (z.B. nach Verletzungen des Rückenmarks durch Unfälle, nach Schlaganfall) oder die vergrößerte Prostata mit den dadurch bedingten Blasenentleerungsstörungen dafür verantwortlich, dass die Inzidenz von Harnwegsinfektionen beim Mann deutlich ansteigt. Dazu kommen dann auch „Pflegesünden" bei der zu langen Anwendung von Dauerkathetern.

Prostata und Harnwegsinfektionen

Mit Erreichen eines höheren Lebensalters nehmen verschiedene Probleme rund um das „männliche" Organ Prostata zu. An der Eintrittspforte zur Blase gelegen, wird durch bestimmte altersbezogene Veränderungen auch das Entstehen von Harnwegsinfektionen indirekt beeinflusst.

So ist die gutartige Vergrößerung der Prostata (benigne Prostatahyperplasie, BPH) beim alternden Mann nur schwer vermeidbar; und meist wird sowieso erst etwas dagegen unternommen, wenn die Beschwerden bereits deutlich sind. Eine dieser spürbaren Folgen ist die Blasenentleerungsstörung, d.h., die Blase wird wegen der vergrößerten Prostata nicht mehr vollständig geleert und es verbleibt Restharn. Dort finden dann die in gewisser Menge immer vorhandenen Bakterien ideale Verhältnisse zur Vermehrung. Aus der nun entstehenden Blasenentzündung wird die Blasenentleerungsstörung erst richtig komplex, denn ständiger Harndrang durch die Zystitis und die Harnröhrenverengung durch die vergrößerte Prostata bewirken jeweils das Gegenteil. Diese Symptome, die auch an die Reizblase erinnern, werden häufig mit pflanzlichen Arzneimitteln aus Kürbis, Brennnessel und Harnwegsdesinfizientien von den Patienten selbst behandelt. Neuerdings sind auch Präparate mit Preiselbeeren dazugekommen, die speziell gegen die Infektion als Ursache der Beschwerden wirksam sind (solange der Schweregrad kein Antibiotikum erfordert).

Werden aus verschiedenen Gründen Eingriffe an der Prostata unternommen, so tritt operationsbedingt bzw. durch nachfolgende Katheterisierung wiederum ein höheres Infektionsrisiko des unteren Harntraktes ein. Dies gilt auch für die Strahlentherapie in Zusammenhang mit Prostata- oder Blasenkarzinom. Eine bewährte Prävention ist in solchen Fällen die Einnahme von Preiselbeeren in passender Form. Es können zwar dadurch die Entleerungsstörungen nicht ursächlich beseitigt werden, aber die Folgekomplikationen aus vermeidbaren Infektionen werden geringer.

Prostatitis

Als drüsiges, gut durchblutetes und regelmäßig natürlichen Pressdrucken (Miktion, Defäkation, Koitus) unterworfenes Organ ist die Prostata häufig von akuten oder chronischen Infektionen betroffen. Das Prostatitis-Syndrom (das in vier Untergruppen eingeteilt ist) tritt bei jedem zweiten Mann zumindest zeitweise im Laufe seines Lebens auf.

Eine akute bakterielle Prostatitis beruht oft auf einer fortgeleiteten Harnwegsinfektion wie Urethritis oder Zystitis. Auch nach urologischen Eingriffen wie Katheterisierung oder Zytoskopie kann eine akute Prostatitis entstehen. Über das Blut kann sich auch eine Infektion der Mandeln oder Zahnwurzeln auf die Prostata schlagen.

Als Symptome sind jene der Blasenentzündung (häufiger Harndrang, Brennen beim Wasserlassen etc.) anzutreffen sowie hohes Fieber mit Schüttelfrost, Dammschmerzen, Schmerzen beim Stuhlgang sowie leichter Ausfluss aus der Harnröhre.

Eine akute Prostatitis wird mit Antibiotika therapiert. Wird sie nur unzureichend behandelt, kann sie in eine chronische Verlaufsform übergehen. Charakteristisch dafür ist ein leichtes Spannungs-, Druck- und Kältegefühl in der Dammgegend mit Ausstrahlung in die Hoden und Leisten, Kreuz-schmerzen, verstärkt beim Aufrichten nach längerem Sitzen, eine Kälteab-hängigkeit der Beschwerden sowie Störungen beim Geschlechtsverkehr.

Generell ist die Abgrenzung der Prostatitisarten untereinander eine anspruchsvolle fachärztliche Aufgabe; von Selbtbehandlungen wird drin-gend abgeraten, da sehr unterschiedliche Therapien anzuwenden sind.

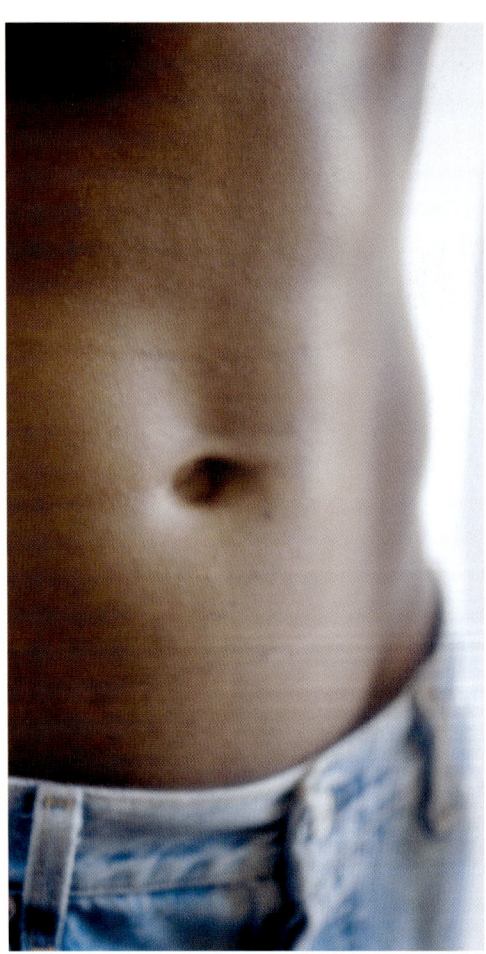

Im Gegensatz zur Frau ist beim Mann eine Harnwegsinfek-tion immer als kompliziert ein-zustufen. Bei Männern muss daher sehr genau nach der Ursache gesucht werden, bevor mit einer Thera-pie begonnen wird.

Urethritis

Die längere Harnröhre schützt die Blase des Mannes vor dem Eindringen von zystitisauslö-senden Keimen besser als jene der Frau. Sie ist dadurch manchmal auch stärker von Entzündungen und Infektio-nen betroffen, die dann nicht weiter vordringen. Da vor allem übertragbare Geschlechts-krankheiten wie Tripper und Chlamydien mit den Sympto-men einer Urethritis beginnen, ist bei folgenden Symptomen immer Vorsicht angeraten: Ausfluss aus der Harnröhre, ständiges Jucken und Brennen in der Harnröhre, brennender Schmerz beim Wasserlassen.

Da für die Urethritis eine erre-gerspezifische Therapie erfor-derlich ist, hat nur der rasche Besuch eines Facharztes Aus-sicht auf Erfolg.

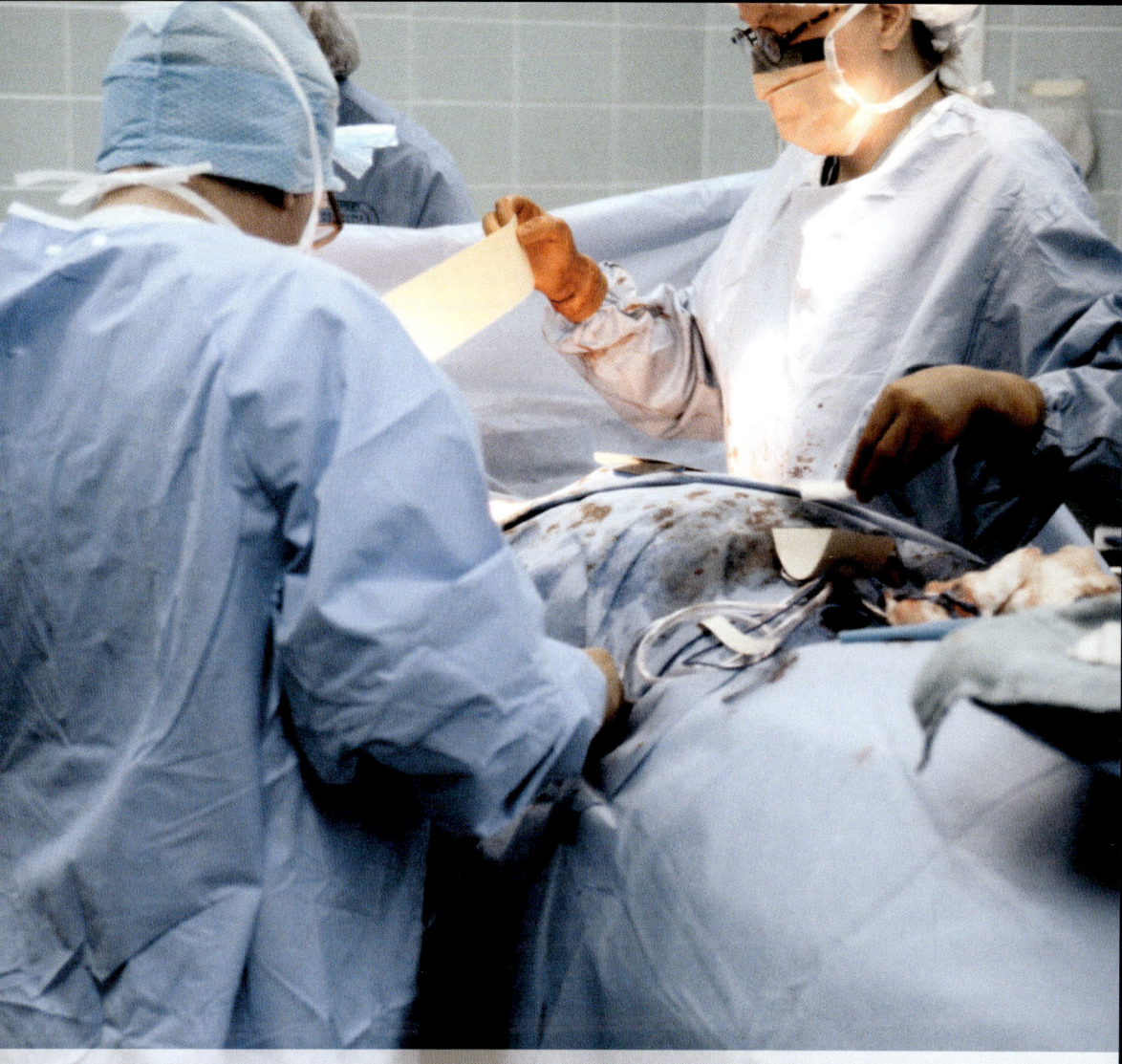

Senioren: Folgen von Pflege- und Krankenhausaufenthalten

Die leider unvermeidbaren Aufenthalte in Krankenhäusern oder Pflegeeinrichtungen mit zunehmendem Alter und Morbidität bedeuten einen weiteren Anstieg des Harnwegsinfektionsrisikos: Bei 50 % der pflegebedürftigen Frauen und 20 bis 40 % der Männer findet man eine Bakteriurie. Dafür sind vor allem die Anwendung von (Dauer-) Kathetern, instrumentelle Untersuchungen, Entleerungsstörungen durch den aufenthaltsbedingten Stress oder Hygienemängel verantwortlich. Gerade Intensivpatienten sind besonders gefährdet.

Ein Ziel der Prävention ist die Vermeidung von Pflegebedürftigkeit. Ein weiteres ist die entsprechende Zuwendung und Beachtung des multimorbiden Zustandes, wobei auf einen möglichst geringen Einsatz von Dauerkathetern und die nur genau indizierte Gabe von Antibiotika geachtet werden sollte.

Preiselbeerpräparate eignen sich gut zur Einbindung in den Therapie- und Speiseplan wegen der Vielfältigkeit der Formen: Viele Patienten mögen die säuerlichen Lutschtabletten (PreiselSan), der Saft in entsprechender Verdünnung fördert auch die Einnahme der für Senioren besonders wichtigen Trinkmengen und als Zugabe zur Sondennahrung ist der Inhalt von Kapseln gut geeignet.

Harnwegsinfektionen durch Krankenhausaufenthalt

Zwei Faktoren sind für das hohe Risiko, im Krankenhaus an einer Harnwegsinfektion zu erkranken, verantwortlich. Zum einen ist der Patient meist bereits durch die Krankheit, deretwegen er sich in stationärer Behandlung befindet, in seiner Konstitution und Abwehrkraft geschwächt bzw. hat gegen die eben nur im Krankenhaus vorkommenden speziellen Keime keine spezifischen Abwehrfaktoren entwickelt. Zum anderen werden gerade die problematischen Keime durch diverse notwendige Manipulationen am Harntrakt, wie z.B. Katheterisierung, in die Blase transportiert. Trotz sich ständig verbessernder hygienischer Maßnahmen können solche „nosokomialen" Infektionen nicht gänzlich vermieden werden.

Da in den meisten Fällen einer krankenhausbedingten Infektion nur sehr spezielle und hochwertige Antibiotika zur Heilung führen, kommt jeder nur denkbaren Maßnahme zur Reduktion der Infektionsrate große Bedeutung zu. Mit dem Einsatz von geeigneten Getränken kann sicherlich ein gewisser Einfluss ausgeübt werden. Zusätzlich zu dem auf den Stationen verfügbaren Standard-Blasentees besteht die Möglichkeit der Eigenvorsorge durch Trinken von Preiselbeersaft oder Einnahme von Preiselbeerkapseln oder -tabletten – natürlich in Abstimmung mit Ärzten und Pflegepersonal. Harnwegsinfektionen gehören mit Infektionen der Atemwege und jener des Operationsgebietes zu den häufigsten Problemen nach einem chirurgischen Eingriff – es besteht ein Risiko von 1 : 50, im Zuge einer Operation auch eine Harnwegsinfektion zu erleiden. Eine Untersuchung von Todesursachen in den USA konnte nachweisen, dass in 21 % Infektionen für das Ableben verantwortlich sind – die Harnwegsinfektionen machen dabei einen Anteil von rund einem Viertel aus. Ein bedeutender Risikofaktor ist der Aufenthalt in einer Intensivstation: In einer Studie wurde eine Häufigkeit von 9 % Harnwegsinfektionen bei einer Verweildauer von über 48 Stunden festgestellt.

Manipulationen am Urogenitaltrakt z.B. durch die verschiedenen Katheterisierungsarten und instrumentelle Untersuchungen stellen sicher eine der häufigsten Ursachen von Harnwegsinfektionen im Krankenhaus dar; leider sind diese Maßnahmen für viele Behandlungsziele aber unvermeidlich.

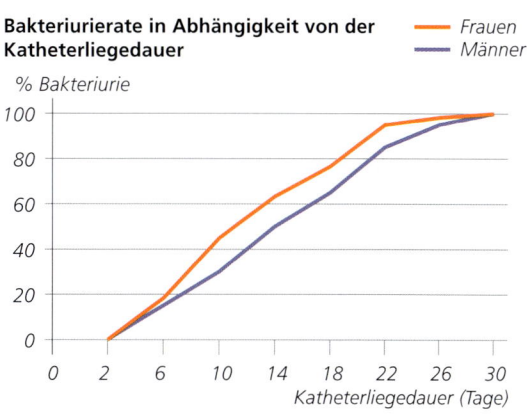

Blasenkatheter – Arten und Anwendungen

Blasenkatheter werden entweder zur Entnahme von Urin aus diagnostischen Gründen gesetzt oder wenn die Harnableitung nicht normal funktioniert. Der am häufigsten verwendete Zugang zur Blase ist durch die Harnröhre (transurethral), unter bestimmten Zielsetzungen (z.B. geringstmögliche Kontamination des Urins oder Blase mit Keimen) ist jedoch die Punktion knapp oberhalb des Schambeins (suprapubisch) angezeigt.
Es gibt Einmalkatheter und Dauerkatheter (transurethraler Verweilkatheter), die etwa zu 3 bis 6 Wochen im Körper bleiben.

Katheter oder Sonden sind Schläuche im Durchmesser von 5 bis 6 mm und bestehen aus Latex, Silikon oder PVC. Ihre Spitze ist gerade (Nelaton) oder leicht gebogen (Thiemann) mit einer Öffnung knapp dahinter. Während kurzzeitig angewandte Einmalkatheter sehr einfach ausgeführt sind, haben Verweilkatheter in der Regel einen auffüllbaren Ballon unterhalb der Spitze als Rückhaltevorrichtung in der Blase.

Beim Einführen eines Katheters in die Harnröhre werden elementare Schutzvorrichtungen des unteren Harntraktes gegen eindringende Keime verletzt: Sowohl die Stromrichtung des Harnstrahls als auch die muskulären Verschlüsse werden durchbrochen. Beim Mann macht die längere Harnröhre mit der empfindlichen Innervation des Penis und der Prostata besondere Vorsicht erforderlich. Auch trotz der anatomisch günstigeren Lage der Harnröhre bei der Frau für das Einführen des Katheters ist ein entsprechendes Maß an Einfühlung verlangt.

→ Einmalkatheter

Wie bereits bei den Kathetertypen erwähnt, gibt es Formen für die einmalige Anwendung einer Blasenentleerung. Wenn diese in bestimmten Intervallen über einen längeren Zeitraum angewandt werden, spricht man vom intermittierenden Katheterismus, der häufig von den Betroffenen auch

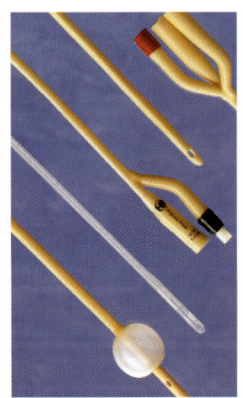

ohne fremde Hilfe durchgeführt wird (Selbstkatheterismus). Betroffene sind v.a. Personen mit Rückenmarkverletzungen oder anderen neurogenen Blasenentleerungsstörungen. Diese Methode wurde im Zweiten Weltkrieg erfunden, als viele Rückenmarkverletzte an Urosepsis verstarben, da die Blase nicht entleert wurde. Ursprünglich als sterile Methode erfunden, ist sie heute mit modernen Geräten auch ohne sterilen Aufwand in der Eigenanwendung ausreichend sicher.

Der so genannte saubere Selbstkatheterismus ist ein großer Fortschritt in der Selbständigkeit von Menschen mit neurogen oder nicht neurogen bedingter Blasenentleerungsstörung. Er wird in der Regel intermittierend in der häuslichen Umgebung (oder auch unterwegs) ausgeführt, wobei neben etwas Übung vor allem Sauberkeit (Reinigung der Hände und äußeren Genitale mit Seife und Wasser) erforderlich ist. Durch die saubere Entleerung der Harnblase in regelmäßigen Intervallen wird eine Überdehnung der Harnblase verhindert und durch die weitgehende Entleerung das Wachstum von Bakterien im Restharn vermieden.

Voraussetzung für einen erfolgreichen intermittierenden Selbstkatheterismus ist eine ausreichende Blasenkapazität und die Kontrolle, dass der Druck innerhalb der Harnblase während der Speicherphase Grenzwerte nicht übersteigt. Andernfalls kann es zu ungewolltem Harnverlust oder einer Schädigung des oberen Harntraktes durch Rückstau kommen.

Heute sollte die Durchführung eines Selbstkatheterismus (vor allem bei

Männern) nur mehr durch beschichtete Einmalkatheter erfolgen, die nach Benetzung mit Flüssigkeit eine hohe Gleitfähigkeit aufweisen (z.B. LoFric-Katheter). Bei Anwendung dieser Technik ist zwar häufig eine symptomlose Bakteriurie zu beobachten, eine behandlungsbedürftige symptomatische Harnwegsinfektion kommt aber eher selten vor. Erfahrungen von Querschnittgelähmten oder MS-Betroffenen haben gezeigt, dass durch ständige Einnahme von Preiselbeerpräparaten (Lutschtabletten, Kapseln oder Saft) das Risiko einer bakteriellen Harnwegsinfektion noch deutlich weiter sinkt. Die Therapie dennoch vorkommender Harnwegsinfektionen mit Antibiotika sollte nur bei entsprechender Symptomatik (Fieber, Schmerzen) und nur kurzzeitig erfolgen.

Der beschichtete Einmalkatheter (z.B. LoFric) muss vor Anwendung mittels Wasserbenetzung gleitfähig gemacht werden, was in unseren Breiten normalerweise problemlos durch einfaches Leitungswasser möglich ist. Bei Aufenthalt im Ausland mit schlechterer Wasserqualität oder auch bei Brunnenwasser ist eher zu Vorsicht und zur Verwendung von Mineralwasser in Flaschen zu raten.

> **Nochmals eine Zusammenfassung der wichtigsten Regeln für den sauberen Einmalkatheterismus:**
>
> 1. **Saubere Handhabung (Reinigung vor der Anwendung),**
>
> 2. **regelmäßige Anwendung (4- bis 6-mal pro Tag),**
>
> 3. **ausreichende Flüssigkeitszufuhr (2 bis 3 Liter pro Tag),**
>
> 4. **keine Harnblasenüberdehnung (max. 400 ml Füllvolumen),**
>
> 5. **Verwendung von beschichteten Einmalkathetern (z.B. LoFric),**
>
> 6. **Einnahme von Preiselbeerpräparaten zur Verringerung des Infektionsrisikos.**

→ **Dauerkatheter – eine ständige Infektionsquelle**

In bestimmten Fällen muss die Harnableitung über Katheter permanent über längere Zeit erfolgen. Dies trifft auf Intensivstation-Patienten zu (v.a. nach Operationen, Unfällen), bei der Notwendigkeit, die Harnausscheidung exakt zu messen, bei geplanten urologischen Eingriffen sowie bei Harnverhalten aufgrund von Harnröhrenverengungen oder Fehlbildungen. Es ist eindeutig nachgewiesen, dass mit der Verweildauer eines Katheters das Infektionsrisiko massiv ansteigt. Schätzungen zufolge versterben jährlich mehr Menschen an den Folgen eines Dauerkatheters als im Straßenverkehr. Die Folgen von Schäden durch unnötig lange Verweildauer von Blasenkathetern sind in verschiedensten Rechenmodellen in Fachpublikationen dargestellt worden und es gibt dazu eigentlich nur eine klare Devise:

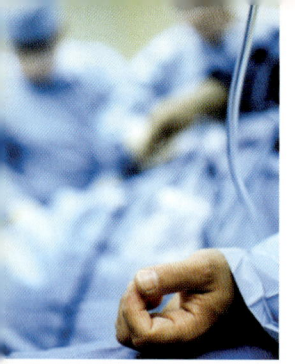

strenge Indikationsstellung und kürzestmögliche Verweildauer.

Das ist nun nicht als Empfehlung an Betroffene und Angehörige zu verstehen, gegenüber dem Pflegepersonal ständig Fragen zu stellen („lästig" sein), wenn ein Katheter länger als 1 bis 2 Tage nicht gewechselt wurde.

Bei tatsächlicher Notwendigkeit eines Dauerkatheters über längere Zeit als 3 bis 4 Tage wird nur bestimmtes Material verwendet: Das ist Silikon, weil es bezüglich seiner Oberflächeneigenschaften den Bakterien weniger Halt für eine Wanderung hin zur Blase bietet und sich auch weniger Inkrustationen bilden. Die Gefahr von Inkrustationen wird mit viel Trinken reduziert – bei Verwendung von Preiselbeersaft als Getränk (oder Getränkezusatz) trifft man zwei Fliegen auf einen Schlag: In einer Studie konnte gezeigt werden, dass die Einnahme von Preiselbeer-präparaten das Haftvermögen von Bakterien am Silikonmaterial reduziert und somit zur weiteren Verringerung der Infektionsgefahr beiträgt.

Auch die Stärke des Dauerkatheters wird so gewählt, dass das Abfließen des Sekrets der paraurethralen Drüsen ermöglicht wird (Durchmesser nicht über 12 bis 14 Charrière; das ist ein gebräuchliches Maß für den Katheter-außendurchmesser: 1 CH = $^1/_3$ mm).

Bei einer mehrwöchigen Liegedauer von Kathetern kommt auch der professionellen Katheterpflege (das ist die Reinigung von Penis/Schamlippen und Katheter) eine große Bedeutung zu.

Üblicherweise wird ein geschlossenes Ableitungssystem eingesetzt, das heißt, der Katheterschlauch und der Urinbeutel bleiben ständig miteinander verbunden. Mit einem solchen System ist auch Duschen möglich. Wird eine gelegentliches Abstöpseln des Urinbeutels bevorzugt, sollten Systeme mit Katheterventilen benutzt werden.

Neben internen und neurologischen Stationen sind besonders Pflegeheime von der Notwendigkeit zu Dauerkatheteranwendung betroffen. Bei Zusammentreffen von mehreren erschwerenden Umständen (z.B. hohes Alter, männliches Geschlecht, Inkontinenz, Diabetes) stellt dies eine große Herausforderung für die Pflege dar. Daher werden auch entsprechende Anstrengungen unternommen, um durch Miktionstraining und Mobilisation einen Zustand zu erreichen, in welchem kein Dauerkatheter mehr erforderlich ist.

Die Anwendung eines externen Harnableitungssystems (Urinal) ist ebenfalls mit einem geringeren Infektionsrisiko verbunden und durch immer bessere Produkte oft dem Katheter vorzuziehen, solange kein Restharnproblem vorliegt.

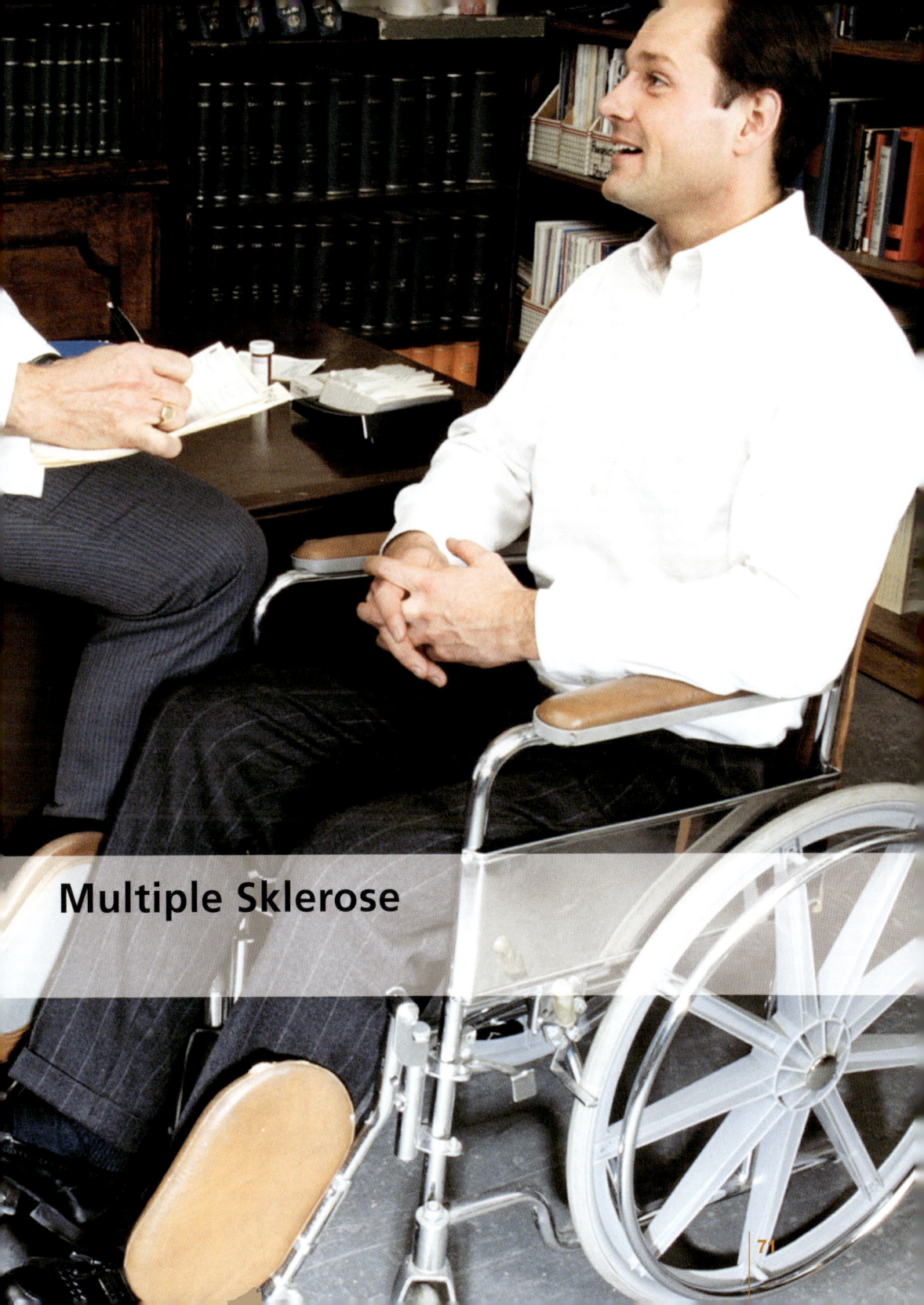

Multiple Sklerose

Über 80 % der MS-Patienten haben während ihrer Krankheit mit Problemen der Blasenfunktion zu kämpfen. Ähnlich den neurologischen Symptomen können auch die urologischen Symptome wechselnd sein, zeitweise Besserung und dann wieder Verschlechterung zeigen.

Üblicherweise beziehen sich die ersten Klagen der Betroffenen in etwa 65 % der Fälle auf irritative Symptome wie gehäuften Harndrang, Dranginkontinenz und nächtlicher Harndrang.

Auch obstruktive Symptome können gleichzeitig auftreten: etwa Startverzögerung bei der Miktion oder Harnstrahlabschwächung bis hin zum Harnverhalt.

Im Falle zusätzlicher Darmentleerungsprobleme ist ein Grundstein zur sozialen Isolation des Erkrankten gelegt. Deshalb ist es von großer Wichtigkeit, die vom Patienten mitgeteilten Beobachtungen einer möglichst raschen und exakten Diagnosestellung zuzuführen.

Bei urologischen Beschwerden sollte neben der notwendigen urologischen Basisuntersuchung unbedingt eine urodynamische Abklärung erfolgen. Dabei wird sowohl die Funktion des Detrusors (Blasenwandmuskels) als auch die Funktion des Sphinkters (Blasenschließmuskels) geprüft und die

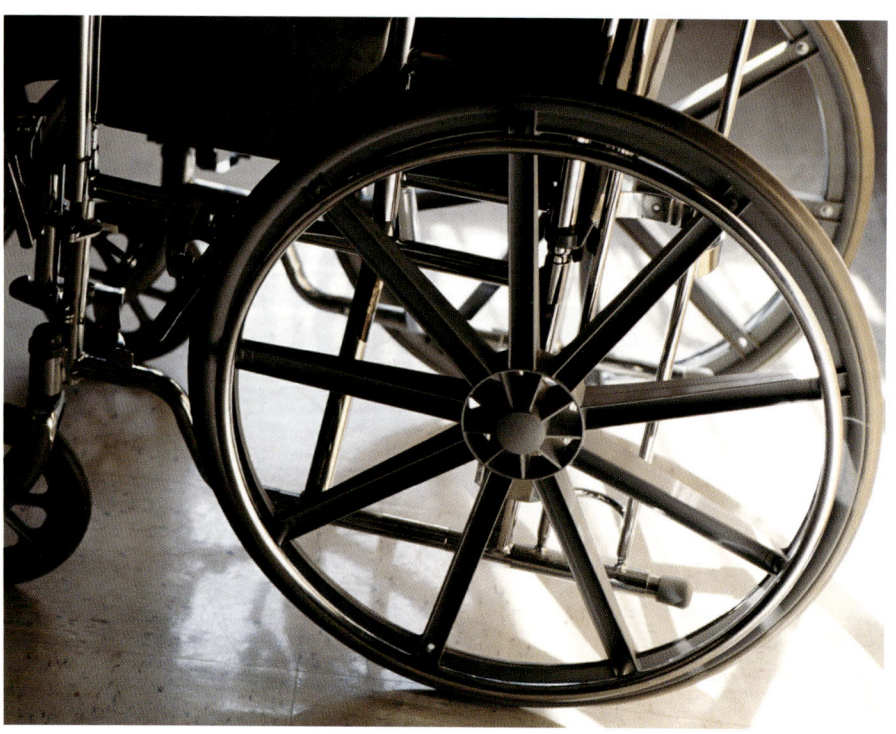

daraus resultierende Speicher- und Entleerungskapazität der Blase ermittelt. Nur dadurch besteht die Chance, die Störung richtig zu definieren und zu therapieren.

Die Therapie sollte so lange wie möglich konservativ sein und hängt von der durch die urodynamische Untersuchung definierten Blasenfunktionsstörung ab: Auf jeden Fall gilt der saubere intermittierende Selbstkatheterismus bei Restharnbildung als beste und einfachste therapeutische Maßnahme. Vor allem wird dadurch das Risiko von Harnwegsinfektion verringert, denn diese sind eine ständige Gefahr: 40 bis 60 % der Patienten in gut dokumentierten Serien zeigen positive Harnkulturen.

Durch chronische Harnwegsinfektionen werden die anderen oben angeführten Blasenstörungen verstärkt. Sie stellen einen ständigen Entzündungsherd dar, der für den Verlauf der MS ungünstig sein kann bzw. über die Auslösung von Rückenmarksreflexen die Spastik verstärkt.

Blasenentzündungen sollten daher frühzeitig vermieden und bekämpft werden, damit sie nicht chronisch werden.

Dazu gehört z.B. die natürliche Prävention mit Präparaten aus der Preiselbeere als Selbsthilfeprogramm sowie die Durchführung eines sauberen intermittierenden Selbstkatheterismus bei Restharnbildung.

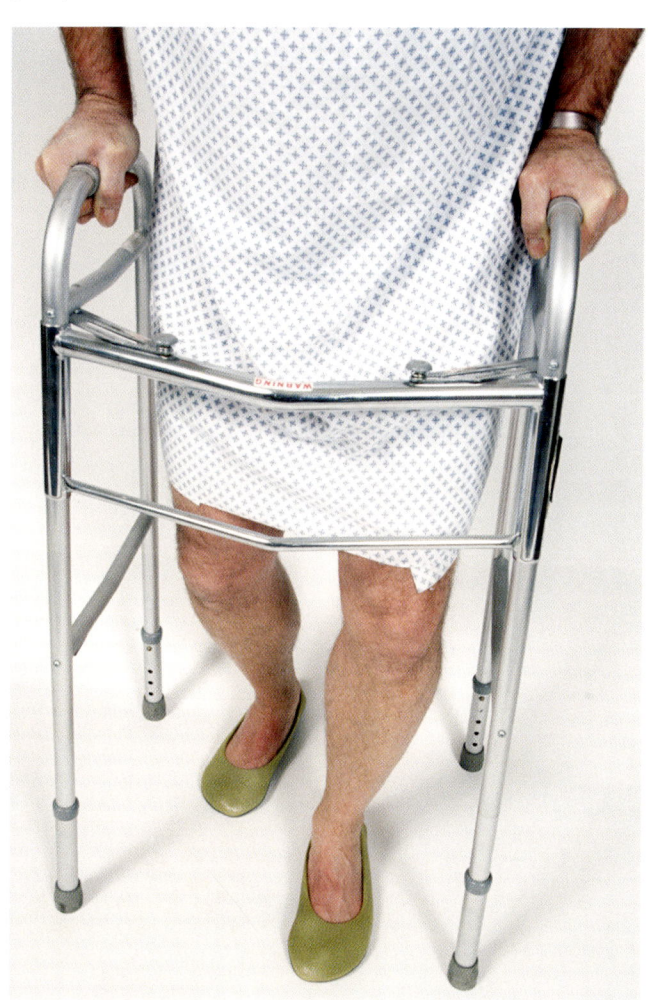

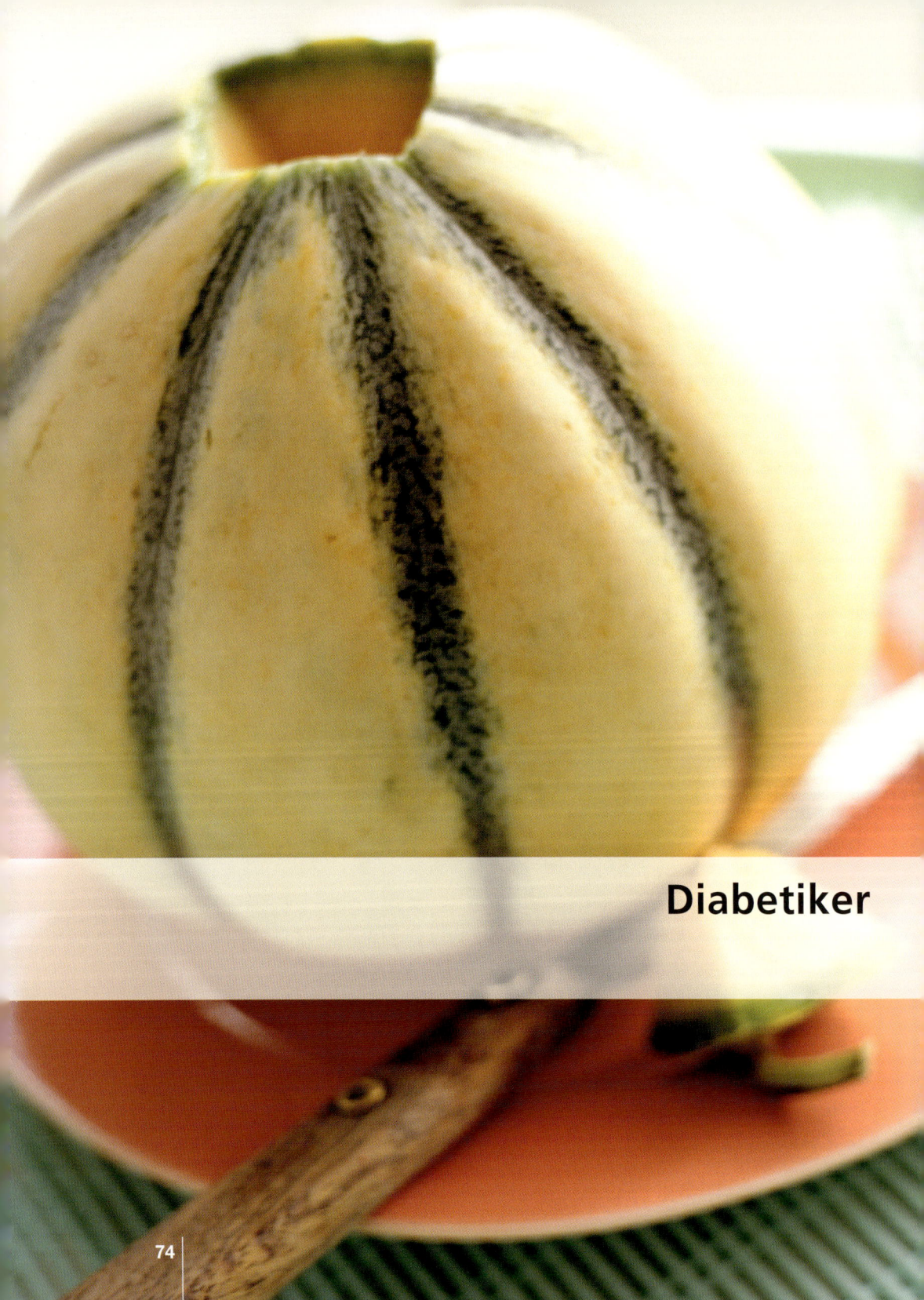

Diabetiker

Patienten mit Diabetes mellitus haben ein fünf- bis achtmal höheres Risiko, an einer Harnwegsinfektion zu erkranken als Nichtdiabetiker, ebenso verhält es sich mit den Folgekomplikationen in der Niere. Faktoren, die die Infektion begünstigen, sind die wechselweisen Hyper- und Hypoglykämien, neurogene Harnblasenentleerungsstörungen (Restharnbildung) und urologisch-chirurgische Eingriffe. Auch ist die Abwehrkraft bei Diabetikern durch eine eingeschränkte Granulozytenfunktion (Infektionsabwehrfunktion der weißen Blutkörperchen) verringert.

In 50 bis 80 % der Fälle ist eine symptomfreie Bakteriurie (Bakterien im Harn) zu beobachten, die dann häufig zu einer behandlungsbedürftigen Infektion ausartet – meist ohne lange Vorwarnung durch die sonst typischen Symptome.

Da jeder Infekt der Blase auch eine Gefahr für die bei Diabetikern ohnehin sensible Niere darstellt, ist die Prävention von großer Bedeutung. Aufgrund ihrer Wirksamkeit und angenehmen Einnahmemöglichkeiten sind Preiselbeerpräparate gut geeignet. Seit einigen Jahren sind die zuckerfreien PreiselSan-Lutschtabletten erhältlich, die sich wegen des angenehmen Geschmacks in der langfristigen Einnahme sehr bewährt haben.

Weiters ist ein reiner Preiselbeer-Fruchtsaft (ohne Zucker und Zusatzstoffe) wegen seines geringen Kohlehydratgehaltes auch ein für Diabetiker sehr gut verträgliches Getränk. Allerdings ist beim Einkauf in Apotheke oder Reformhaus genau auf den Kohlehydratgehalt zu achten, denn oft ist auch in so genannten reinen oder Muttersäften eine leichte Geschmackskorrektur z.B. mit zusätzlicher Fruktose enthalten. Reiner Saft enthält ca. 9 g Kohlehydrate (etwa zur Hälfte als Glukose und als Fruktose) in 100 ml, das sind 0,75 BE. Die empfohlene Tagesdosis liegt bei 50 ml reinem Saft, das sind dann weniger als 0,4 BE, über den Tag verteilt auf zwei oder mehr Portionen.

Preiselbeersaft wird am besten mit Wasser im Verhältnis von 1 auf mindestens 5 Teile gemischt und ergibt ein herb-frisches Getränk, das den Durst gut löscht und auch zu vielen Speisen passt. Im Gegensatz zu vielen anderen Fruchtsäften, die einfach zu viel natürlichen Zucker enthalten, ist der Preiselbeersaft ein für Diabetiker sehr sinnvolles Getränk, das sich auch durch Mixen mit anderen Geschmacksrichtungen gut verträgt.

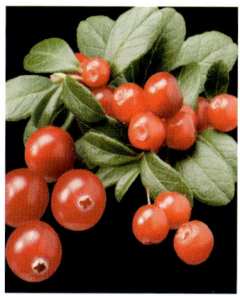

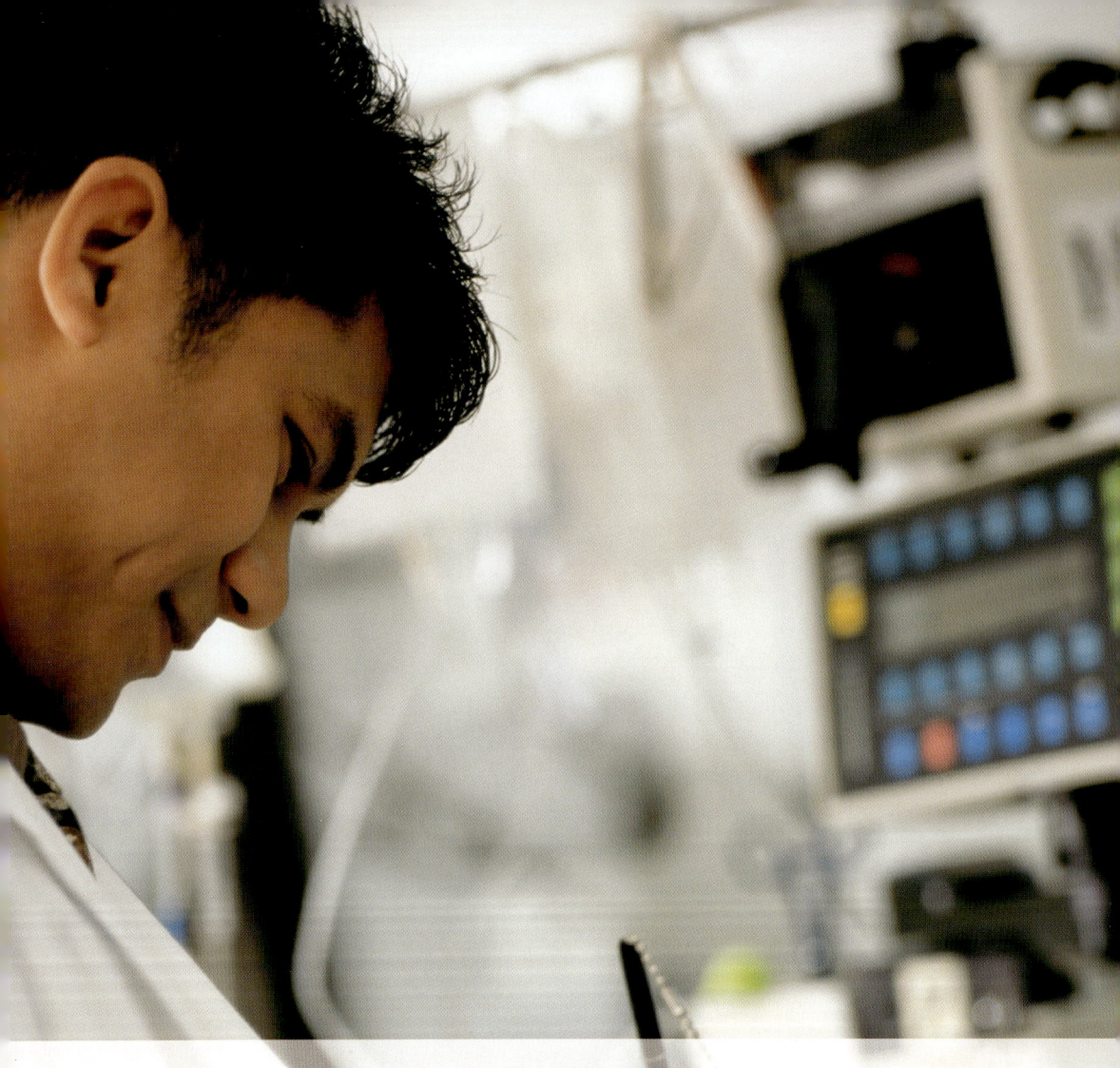

Krebspatienten: Zystitis nach Chemotherapie und Strahlenbehandlung

Gewisse Zytostatika, im Speziellen Cyclophosphamid, welches in der Onkologie, Transplantationsmedizin und Therapie von Autoimmunkrankheiten Anwendung findet, können über ihre Abbauprodukte zur Schädigung des Urothels, der schützenden Schleimhaut im Harntrakt, führen. In der Folge ist die Wand der ableitenden Harnwege, insbesondere Blase, Harnleiter und auch das Nierenbecken, einem höheren Risiko von andockenden Bakterien ausgesetzt. Grundsätzlich erhöhen natürlich alle Therapien, die das Immunsystem beeinträchtigen, wie fast alle in der Krebstherapie eingesetzten Chemotherapeutika, das Risiko von Harnwegsinfektionen.

Auch die Strahlentherapie im Bereich des kleinen Beckens kann zu Reizungen des Blasengewebes und in der Folge zu zystitisähnlichen Erscheinungen führen. Derartige Reizungen entstehen aus Durchblutungsstörungen und Ödemen bzw. Narben in der Blasenwand. Sobald die Blasenschleimhaut nicht mehr rundum und vollständig funktionsfähig ist, kommen natürlich wieder die einwandernden Bakterien stärker zum Zug, d.h. an die ungeschützten Stellen, und vermehren sich (Strahlenzystitis).

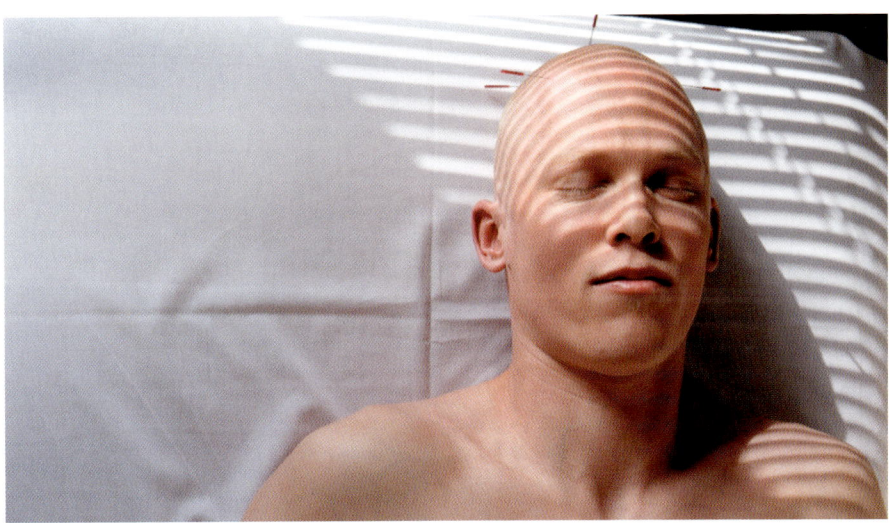

Die Anwendung von Preiselbeerpräparaten zum Schutz gegen andockende Bakterien passt gut zum Problembild von Patienten dieser Gruppe. Eine fixe Kombination mit einem natürlichen Vitamin C wie dem Acerolapulver ist darüber hinaus zur Stimulierung der Immunabwehr vorteilhaft.

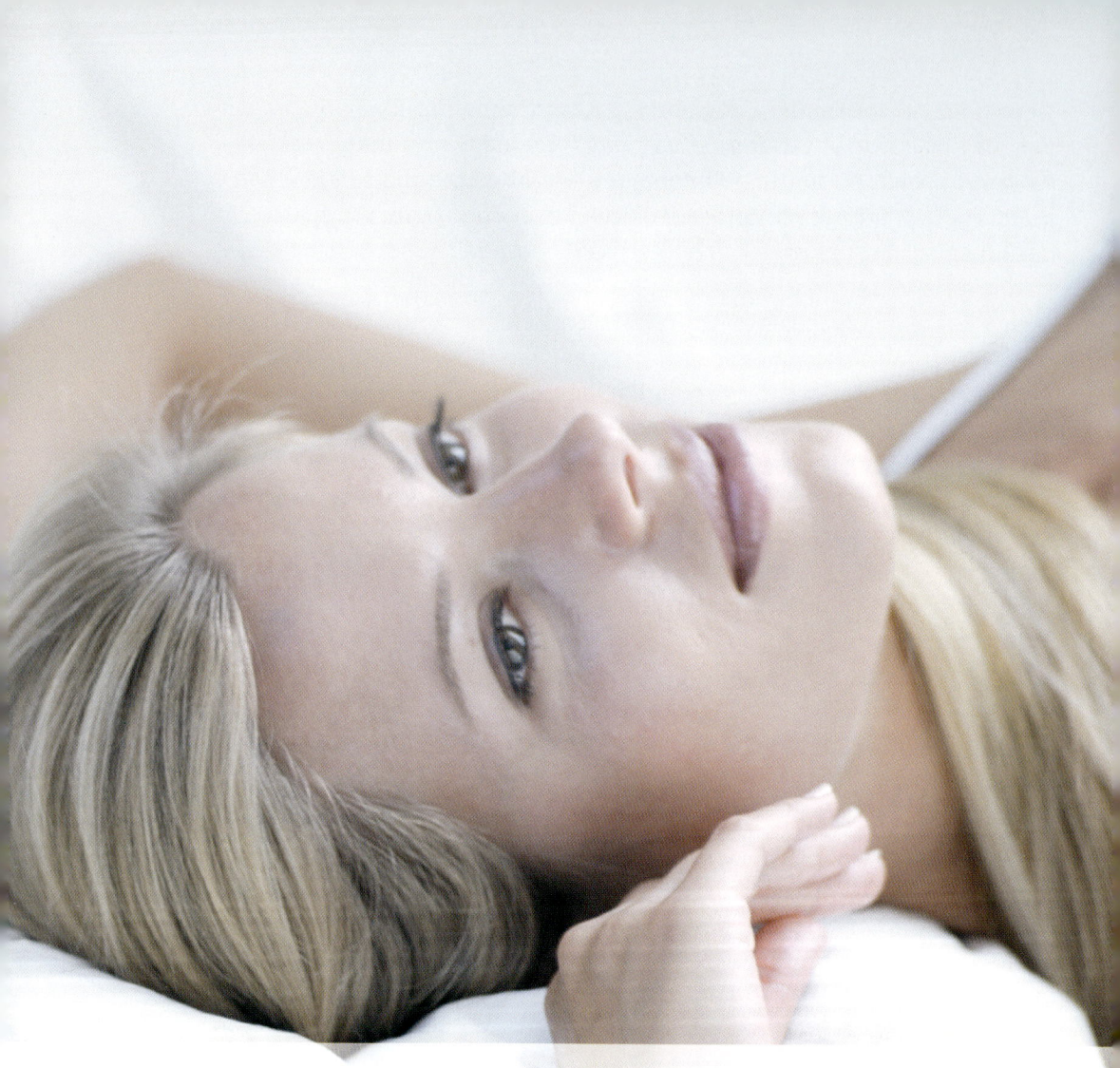

Therapie von Harnwegsinfektionen

Obwohl der Begriff „Harnwegsinfektion" jedem Arzt geläufig ist, bestehen Unterschiede in der Definition, Diagnose und Behandlung. Insbesondere die Unterscheidung zwischen unkomplizierten und komplizierten Harnwegsinfektionen ist für die Therapie von großer Bedeutung, da unter bestimmten Umständen falsch oder nicht behandelte Harnwegsinfektionen zu einem bleibenden Nierenschaden führen können.

Sofortmaßnahmen

Das Auftreten einer Harnwegsinfektion ist aufgrund der sehr eindeutigen Anzeichen wie Veränderung des Urins, Brennen beim Wasserlassen und häufiger Harndrang nicht allzuschwer erkennbar. Meist dauert es jedoch eine gewisse Zeit, bis die Untersuchung beim Arzt stattfindet bzw. das verschriebene Medikament besorgt und eingenommen ist. In dieser Wartezeit kann man bereits einige einfache Maßnahmen ergreifen, die gewisse Linderung verschaffen und das Fortschreiten bzw. die Verschlimmerung bremsen.

1. Viel trinken und häufig auf die Toilette gehen
Die Natur hat die Ausspülung von Bakterien durch den Urin vorgesehen – diesen Vorgang muss man unterstützen. Dem Körper muss viel Flüssigkeit zugeführt werden, damit die Ausscheidung in den Nieren angekurbelt wird. Außer Kaffee, Schwarztee und Alkoholika ist fast jedes Getränk geeignet. Günstig wären wassertreibende Kräutertees, sofern rasch welche greifbar sind (wer öfter an Blasenentzündung leidet, hat gewiss immer Blasentee zu Hause). Unter den Fruchtsäften ist der Preiselbeersaft am geeignetsten, da dieser das Anheften der Bakterien an den Wänden von Blase und Harnröhre behindert.

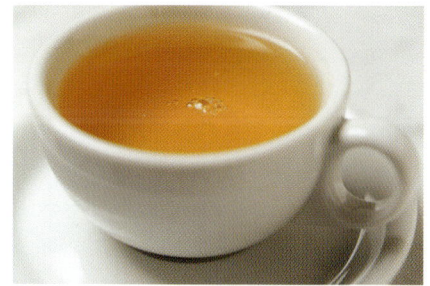

2. Wärme
Rücken, Unterleib und vor allem die Füße müssen jetzt gut warm gehalten werden. Die Wärme regt die Durchblutung der Harnblase an, entspannt die Muskulatur und regt das Abwehrsystem des Körpers an. Warme Unterwäsche und Wollsocken sind unbedingt angebracht. Gönnen Sie sich ein ansteigendes Fußbad: Man stellt die Füße in eine Wanne mit ca. 35 °C warmem Wasser und lässt langsam heißes Wasser zufließen, bis die Tem-

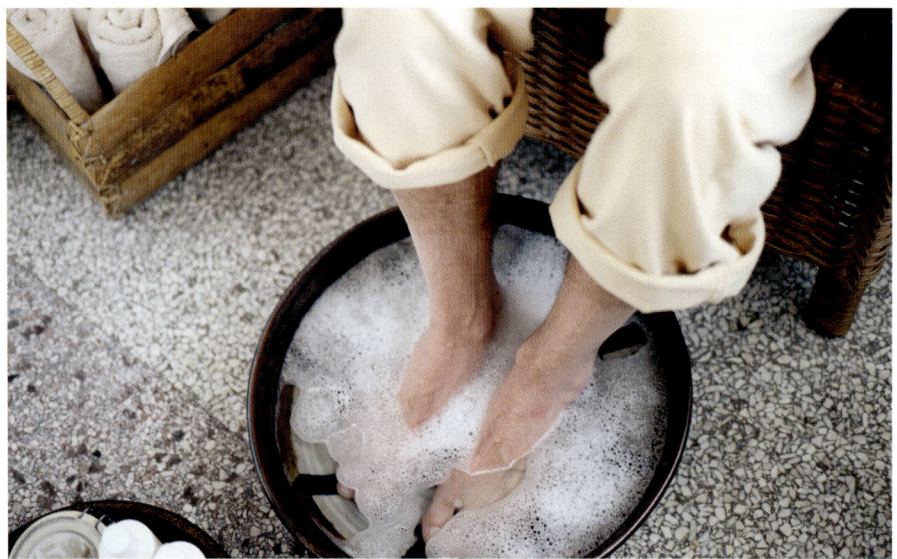

Gönnen Sie sich ein ansteigendes Fußbad: Die Füße in eine Wanne mit ca. 35 °C warmem Wasser stellen und langsam heißes Wasser zufließen lassen, bis die Temperatur 39 bis 40 °C beträgt.

peratur 39 bis 40 °C beträgt. Nach 10 bis 15 Minuten trocknet man die Füße gut ab und hält sie mit dicken Socken warm. Ein Vollbad ist wegen möglicher Transporte von Keimen durch das Badewasser in die Harnröhre nicht empfehlenswert. Gegen beginnende Bauchschmerzen tut auch ein Wärmekissen gut, es kann nicht nur auf den Bauch, sondern auch auf den Rücken oder zwischen die Beine platziert werden. Achtung bei Blut im Harn: Wärme erweitert die Blutgefäße der Blase und verstärkt den Austritt von Blut in den Harn – in diesem Fall bitte keine Wärmekissen auflegen!

Vorsicht beim Hinsetzen! Immer darauf achten, dass die Unterlage nicht kalt ist, nötigenfalls ein Stück der Überkleidung als Sitzunterlage verwenden.

Bis zu einem gewissen Infektionsschweregrad kann auch die Selbstbehandlung von Harnwegsinfektionen durch erfahrene Personen mit entsprechendem Wissen und guter Eigenverantwortung zum Erfolg führen. Doch sollten ergänzend angewandte „Hausmittel" niemals zu unvorsichtigen Experimenten verleiten und den Gang zum Arzt verzögern. Wer unsicher ist oder mit der Selbstbehandlung in kurzer Zeit keine Besserung der Beschwerden erzielt, sollte sofort zum Arzt gehen. Wir haben aus diesem Grund in diesem Buch auch die üblicherweise vom Arzt eingesetzten Therapien an den Anfang der Reihe von Behandlungsmöglichkeiten gesetzt. Oberstes Gebot ist also: Gehen Sie kein unnötiges Risiko ein. Und vor allem: keine Selbstexperimente mit Medikamenten, die aus früheren Behandlungen übrig geblieben sind!

Antibiotika

Wenn dem Arzt eine Patientin mit einer akuten Harnwegsinfektion mit allen typischen Symptomen gegenübersitzt, ist rasches Handeln erforderlich. Ziel der Erstbehandlung ist es, den Erreger der Infektion rasch und zielsicher zu eliminieren. Dazu wird ein Antibiotikum gewählt, das auf die gängigen Erreger von Harnwegsinfektionen wirkt. Die Therapiedauer reicht von einer Einmalgabe bis zu drei Tagen. Innerhalb dieser Zeit müssen bei Wirksamkeit des Antibiotikums alle Symptome abklingen.

Das wäre der günstigste Fall – bei einmaligen, unkomplizierten Harnwegsinfektionen ist damit das Problem beseitigt. Eine eigene medikamentöse Behandlung der Symptome „Schmerz" und „Fieber" ist dann meist nicht erforderlich, da diese mit Einsetzen der Wirkung des Antibiotikums ohnehin abklingen (und Fieber unterstützt auch die Heilung). Sehr wichtig während dieser Zeit und auch danach ist die ausreichende Flüssigkeitszufuhr in Form von geeigneten Getränken (von Blasentees bis Preiselbeersaft).

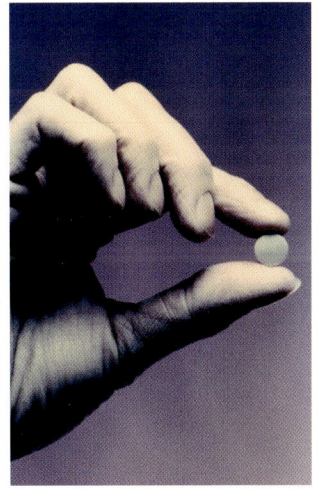

Das Diagnose- und Behandlungsverfahren wird anspruchsvoller, wenn bereits mehrfach Harnwegsinfektionen in der jüngeren Vergangenheit aufgetreten sind (bei mehr als drei Infektionen pro Jahr spricht man von rezidivierenden Harnwegsinfektionen). Dann ist sowohl eine ausführlichere Ursachenforschung notwendig (es könnte sich auch um eine komplizierte Harnwegsinfektion handeln) als auch die Empfindlichkeitstestung des Erregers auf das Antibiotikum – denn je öfter Antibiotika eingesetzt werden, desto stärker bilden sich Resistenzen. Das sind Keimvariationen, die auf die Standard-Antibiotika unempfindlich sind. Es liegt also auch im Interesse des Patienten, den Arzt auf seine Krankengeschichte aufmerksam zu machen, insbesondere, wenn nicht immer der gleiche Arzt mit der Behandlung befasst ist. Ein verschämtes Verschweigen ist in einem solchen Fall mehr als dumm.

Ein umsichtiger Allgemeinarzt (Hausarzt) wird in folgenden Fällen gleich eine Überweisung an einen Urologen ausstellen, da ein Verdacht auf eine komplizierte Harnwegsinfektion vorliegt:

→ Kinder unter 12 Jahren bei der ersten Harnwegsinfektion,
→ Männer mit unklarer Diagnose oder rezidivierendem Infekt,
→ bei Blasen- oder Nierensteinen,
→ wiederholte Nierenbeckenentzündung,
→ Schwangere,
→ Diabetiker,
→ bei neurologischen Erkrankungen.

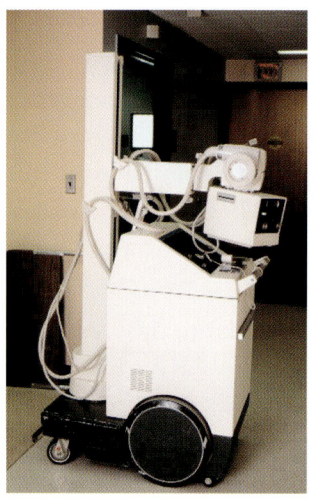

Mittels Ultraschalldiagnose kann bereits frühzeitig dem Verdacht auf Restharnbildung bzw. unvollständige Blasenentleerung nachgegangen werden, wenn es auch nach der Antibiotikatherapie nicht zur erwarteten Besserung kommt.

Eine wichtige Information für die Auswahl speziellerer Antibiotika wird durch die Erstellung eines Antibiogrammes erhalten. Dieser Vorgang dauert jedoch drei bis fünf Tage, in denen sich auch die Wirksamkeit des zuerst eingesetzten Antibiotikums herausstellt. Nach Vorliegen dieser Testergebnisse kann es daher zu einer Korrektur der Therapie kommen, damit eventuell resistente Keime auch gezielt eliminiert werden. Die Nachkontrolle innerhalb einer Woche nach der Ersttherapie ist also ein wichtiger Schritt zur Vermeidung langfristiger Rückschläge und Komplikationen bei immer wiederkehrenden Harnwegsinfektionen – dieser Termin sollte daher vom Patienten nicht leichtfertig versäumt werden.

Eine sinnvolle Begleitmaßnahme zur Antibiotikabehandlung ist die Einnahme von Preiselbeerpräparaten für die Zeit von drei bis vier Wochen, also auch weit über den Genesungszeitpunkt hinaus. In Studien konnte gezeigt werden, dass damit auch antibiotikaresistente Keimarten erfolgreich am Andocken an die Blasenwand gehindert werden – das Risiko, gleich nach dem ersten Therapiedurchgang mit dem Antibiotikum wieder von einer Infektion heimgesucht zu werden, wird dadurch verringert.

Bezüglich der Auswahl des Antibiotikums für die Erst- bzw. Folgetherapie wird auf die medizinische Fachliteratur verwiesen. Die Arbeitsgemein-

schaft „Harnwegsinfektion" der Sektion „Chemotherapie" der Paul-Ehr-
lich-Gesellschaft hat dazu ein Konsensuspapier verfasst, das den Allge-
mein- und Fachärzten bekannt sein sollte.

An dieser Stelle sei eindringlich von Selbstbehandlungsversuchen mit Antibiotika abgeraten. Keinesfalls darf mit irgendwelchen Restmedikamenten
aus einer früheren Infektion drauflos behandelt wurden. Die kompetente
Diagnose und die Auswahl des geeigneten Antibiotikums erfordern das
Wissen und die Erfahrung eines Fachmannes – die Folgen eines Behand-
lungsfehlers können sehr unangenehm werden.

Eine weitere wichtige Regel ist die unbedingte Befolgung der Dosierungs-
anweisung in Bezug auf Menge und Dauer. Keinesfalls darf die Einnahme
unregelmäßig erfolgen oder gar eigenmächtig vorzeitig abgebrochen werden, denn dadurch erhöht sich das Risiko eines schwerer behandelbaren
Folgeinfektes mit dann meist noch aggressiveren Krankheitserregern. Sollten schwerwiegende Nebenwirkungen auftreten, ist sofort der behandeln-
de Arzt zu konsultieren.

→ Begleiterscheinungen bei Antibiotikabehandlung

Ein Hauptproblem beim Einsatz von Antibiotika liegt darin, dass sie nicht
zwischen guten und bösen Bakterien unterscheiden können. Da der
Haupterreger von unkomplizierten Harnwegsinfektionen aus dem Darm
kommt, werden bei einer Behandlung nicht nur die Eindringlinge in der
Blase getroffen. Obwohl die Konzentration der Substanzen im Harn
besonders hoch ist, werden auch die nützlichen Verwandten im Darm in
Mitleidenschaft gezogen. Die Folge ist eine Dysbiose, d.h. ein Ungleichge-
wicht der wohlorganisierten Mikroorganismen. Es treten Verdauungsstö-
rungen wie Übelkeit, Blähungen oder gar Durchfall auf und auch nach
dem Absetzen des Antibiotikums können sich noch Pilze im Darm oder in
der Scheide ausbreiten, die sonst im Normalzustand von den nützlichen
Bakterien durch Überwachsen niedergehalten werden. Daher sollte man
zugleich oder spätestens nach der Therapie mit dem Antibiotikum den
Körper unterstützen, die gesunden Besiedelungsverhältnisse in der mikrobiellen Flora innerhalb und außerhalb des Darmes wiederherzustellen.

Es wird diskutiert, ob probiotische Milchprodukte (Joghurts) aus dem
Lebensmittelhandel einen ausreichenden Nachschub an Laktobazillen lie-
fern, die die Magenpassage und auch das Antibiotikum überleben. Mehr
kann man von diversen Präparaten aus der Apotheke erwarten, die aus
mehr oder weniger vorbehandelten und konzentrierten darmfreundlichen

Mikroorganismen speziell für solche Zwecke hergestellt sind. Informationen über eine geeignete Auswahl erhält man am besten vom Arzt oder Apotheker.

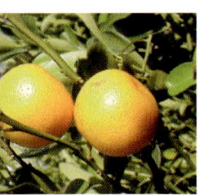

Sollte die Darmflora nicht rasch wieder zum gesunden Besiedlungsverhältnis zurückfinden, ist zu befürchten, dass vor allem die Pilze (Candida) nicht nur im Darm, sondern auch auf die angrenzende Mundhöhle und die Vagina bzw. Penisspitze übergreifen. Die Anwendung des Naturmittels Grapefruitkernextrakt (CitroBiotic) bietet Möglichkeiten zur Eindämmung dieser massiven Pilzinvasion: Zeitgleich mit dem Antibiotikum und mindestens eine Woche darüber hinaus spült man Mund und Genitalbereich mit einer Lösung von 20 Tropfen Citrobiotic auf 50 bis 100 ml Wasser (zumindest zur Morgen- und Abendpflege). Die Mundspüllösung wird auch zur innerlichen Wirkung gleich geschluckt oder man nimmt 2 bis 3 Tabletten täglich, denn das Pilzproblem nimmt im Darm seinen Ausgang und muss auch dort bekämpft werden. Die örtliche Anwendung und Einnahme von CitroBiotic verträgt sich problemlos mit Präparaten auf Basis von Laktobazillen für den Aufbau der Darm- als auch der Schleimhautflora im Scheidenbereich.

Die Anwendung des Naturmittels Grapefruitkernextrakt (CitroBiotic) bietet Möglichkeiten zur eindämmung einer massiven (Candida-)Pilzinvasion.

Sollte sich trotz Anwendung all dieser Mittel eine Pilzinfektion ausbreiten, ist eine antimykotische Therapie unter ärztlicher Anleitung erforderlich – meist auch beim Lebenspartner, da sonst eine hohe Gefahr der Rückübertragung (Ping-Pong-Effekt) besteht.

Phytotherapie

Phytotherapie ist die Behandlung von Erkrankungen mit pflanzlichen Arzneimitteln. Sie versteht sich heutzutage nicht als „alternative" Medizin, sondern als Teilgebiet der naturwissenschaftlich orientierten „Schulmedizin". Im Gegensatz zur „Kräuterheilkunde" im volksmedizinischen Sinn, die sich bloß mit der Weitergabe übernommener Anwendungen begnügt, möchte die moderne Phytotherapie Indikationsansprüche durch Studien und Prüfungen wissenschaftlich absichern und begründen. Phytotherapeutika werden üblicherweise in hohen Konzentrationen eingesetzt, sodass die Inhaltsstoffe der Pflanzen entsprechende pharmakologische Wirkung im menschlichen Körper entfalten. Anders liegt die Beschaffenheit und Wirkung von homöopathischen Mitteln: Durch hohe Verdünnungen (Potenzen) werden Informationen auf das Wasser übertragen, die Auswirkungen auf den Körper lassen sich nicht durch pharmakologische Mechanismen erklären. Mehr darüber in einem eigenen Kapitel.

Wer pflanzliche Arzneimittel erfolgreich einsetzen will, muss über einige grundlegende Kenntnisse und Einsichten verfügen: Sie sind gut geeignet für chronische Erkrankungen und funktionell bedingte Störungen, jedoch meist nur bis zu mittlerem Schweregrad. So kann ein Phyto-Präparat bei einer starken Infektion das Antibiotikum nicht ersetzen.

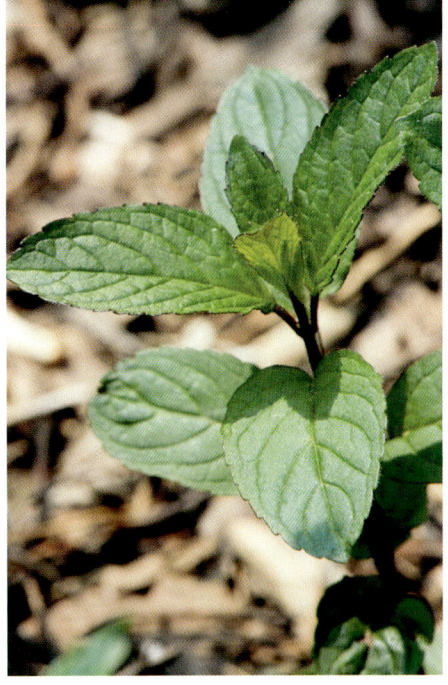

Wer pflanzliche Arzneimittel erfolgreich einsetzen will, muss über einige grundlegende Kenntnisse und Einsichten verfügen.

Anders als bei Medikamenten mit einem definierten Gehalt einer chemisch reinen Wirksubstanz spielt bei pflanzlichen Arzneimitteln die komplexe Zusammensetzung aus vielen in der Pflanze vorkommenden Wirkstoffen eine wichtige Rolle. Um für gleichbleibende Qualität und Wirkung zu sorgen, bemüht sich die Pharmazie mittels Standardisierung der Herstellverfahren oder analytischer Untersuchung wertbestimmender Leitsubstanzen ein verlässliches Therapeutikum herzustellen. In der Regel ist jedoch die Dosierungsbreite bei pflanzlichen Arzneimitteln wesentlich größer als bei synthetischen.

Ein Qualitätsmerkmal ist bei den typischen Kombinationen mehrerer Arzneipflanzen auch, dass nicht zu viele Komponenten unter Umständen in zu geringer Einzeldosis zusammengemischt werden – weniger Einzelpflanzen, diese jedoch ausreichend dosiert, sind die bessere Wahl.

Eine Standardliste für Arzneipflanzen stellen die Monographien der Kommission E beim deutschen Bundesgesundheitsamt dar sowie das Europäische Arzneibuch oder nationale Arzneimittelverzeichnisse. Auf Basis dieser Listen wurden die Tabellen in den nachstehend beschriebenen Gruppen für Phytotherapeutika in der Urologie erstellt. Daneben gibt es natürlich noch viele heimische oder exotische Pflanzen, deren gesundheitserhaltende oder -fördernde Wirkung nutzbar ist. Manche davon sind längst als Lebens- oder Genussmittel bekannt und warten auf die wissenschaftlichen

Nachweise ihrer medizinisch nutzbaren Eigenschaften und Dosierungen. Zwei typische Vertreter dieser Gruppe sind Soja und Preiselbeeren, von denen erst in den letzten ein bis zwei Jahrzehnten Studien und Datensammlungen publiziert wurden. Im Handel findet man solche Produkte nicht als pflanzliche „Arzneimittel", sondern als Nahrungsergänzungsmittel.

Phytopharmaka für die Urologie werden in vier Gruppen eingeteilt:
→ Aquaretika (früher „Diuretika") führen zu einer vermehrten Harnausscheidung,
→ Harnwegsdesinfizienzien haben eine antibakterielle Wirkung,
→ miktionsbeeinflussende Mittel werden gegen Reizblase und bei Prostatavergrößerung eingesetzt,
→ Harnsteinmittel sollen durch Alkalisierung des Harnes Steine auflösen helfen.

Zur Prävention und Behandlung von akuten Harnwegsinfektionen werden Harnwegsdesinfizienzien mit Aquaretika als sinnvolle Kombination eingesetzt, da sich beide für die Entfernung von Bakterien aus dem Harntrakt gut ergänzen. Man findet sie in vielen Blasen- und Nierentees. Auch die Zugabe einer immunstimulierenden Pflanze kann zielführend sein. Da viele Harnwegsinfektionen mit nur leichten Symptomen praktisch selbst abheilen, ist für die Unterstützung dieses Prozesses die Selbstbehandlung mit

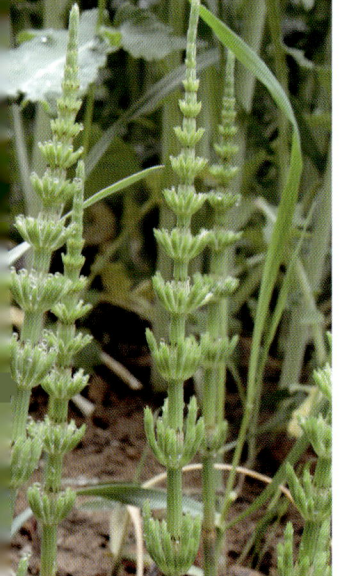

Schachtelhalm

Phytotherapeutika gut geeignet. Der solcherart behandelte Patient (oder sein Betreuer) muss sich natürlich bewusst sein, dass bei einer Verschlechterung des Zustandes unbedingt und sehr rasch ein Arzt aufzusuchen ist, um eine wirksamere Therapie einzuleiten – ansonsten droht die hier schon mehrmals beschriebene Verschleppung der Infektion in das Nierenbecken bzw. ein chronischer Verlauf.

Vorsicht ist beim Trinken großer Blasenteemengen (die allerdings oft für das Erreichen einer Wirksamkeit notwendig sind) geboten, wenn eine Neigung zu Ödembildung, Bluthochdruck, Herz- und Niereninsuffizienz besteht. In solchen Fällen kann bei ausreichender Flüssigkeitszufuhr auch auf „trockene" Formen wie Kapseln oder Tabletten zurückgegriffen werden.

→ Aquaretika
Diese Gruppe von Arzneipflanzen wurde bisher als „pflanzliche Diuretika" bezeichnet, heute jedoch weiß man über die

synthetischen Diuretika sehr genau betreffend Wirkort und Wirkmechanismus Bescheid, während bei den pflanzlichen Mitteln eher nur der Effekt, aber nicht der genauere pharmakologische Hintergrund bekannt ist. Auch die Wirkstärke ist bei den pflanzlichen Zubereitungen nicht für eine diuretische Behandlung ausreichend. Sehr wohl sind die Aquaretika jedoch für die Therapie einsetzbar, in welcher eine erhöhte Harnausscheidung (Durchspülung) gewünscht wird:

→ Nierensteine und Harngries,
→ erschwertes Wasserlassen,
→ Reizblase,
→ Blasenkatarrh,
→ Rezidivprophylaxe bei Harnwegsinfektionen.

In folgender Tabelle sind die einzelnen aquaretisch wirksamen, in Mitteleuropa gebräuchlichen und anerkannten Arzneipflanzen dargestellt. Einige davon sind als Küchenkräuter bekannt und können auch auf diese Art verarbeitet gesundheitlichen Nutzen bringen.

Aquaretika		
Deutscher Name	**Lateinischer Name**	**Stammpflanze**
Birkenblätter	Betulae folium	Betula pendula (Hängebirke) Betula pubescens (Moorbirke)
Brennnesselkraut	Urticae herba	Urtica dioica (Grosse Brennessel) Urtica urens (Kleine od. Gartenbrennessel)
Samenfreie Gartenbohnenhülsen	Phaseoli fructus sine semine	Phaseolus vulgaris
Echtes Goldrutenkraut	Solidaginis (Virgaureae) herba	Solidago virgaurea
Haferkraut	Avenae herba	Avena sativa
Hauhechelwurzel	Ononidis radix	Ononis spinosa
Kakaoschalen	Cacao testes (cortex)	Thebroma cacao
Liebstöckelwurzel	Levistici radix	Levisticum officinale
Löwenzahnkraut	Taraxaci herba	Taraxacum officinale
Löwenzahnwurzel mit Kraut	Taraxaci radix cum herba	Taraxacum officinale
Orthosiphonblätter	Orthosiphonis folium	Orthosiphon aristatus
Petersilienkraut und Petersilienwurzel	Petroselini herba und radix	Petroselinum crispum
Queckenwurzel	Graminis rhizoma	Agropyron repens
Schachtelhalmkraut	Equiseti herba	Equisetum arvense
Spargelwurzel	Asparagi radix	Asparagus officinalis
Wacholderbeeren	Juniperi fructus	Juniperus communis

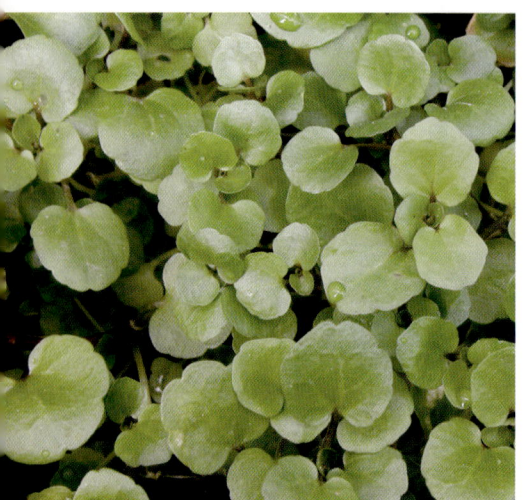

Brunnenkresse

→ **Harnwegsdesinfizientien**

Diese Arzneipflanzen dienen wegen ihrer bakterienhemmenden Wirkung als wertvolle Adjuvantien zur oder nach der Antibiotikatherapie. Das Einsatzgebiet reicht von der asymptomatischen Bakteriurie über die Rezidivprophylaxe bis zur prä- und postoperativen Anwendung bei der transurethralen Prostataresektion. Prominenteste Vertreter dieser Gruppe sind die arbutinhaltigen Drogen, allen voran die Bärentraubenblätter. Bei diesen ist zu beachten, dass sie aufgrund des hohen Gerbstoffanteils bei magenempfindlichen Personen Übelkeit bis Erbrechen auslösen können; sie sollten ohne ärztlichen Rat auch nicht länger als eine Woche und höchstens fünf Mal im Jahr genommen werden. In Teezubereitungen darf ihr Anteil daher 30 % nicht übersteigen. Der Vorteil von Bärentraubenblättern liegt im breiten Spektrum seiner Wirksamkeit (auch gegen Candida-Pilze). Weiters interessant in der unten stehenden Liste sind auch die Küchenkräuter Brunnenkresse und Meerrettich (Krenwurzel).

In diese Gruppe wäre auch die Preiselbeerfrucht einzureihen – die Blätter sind ja schon in der Liste, allerdings mit einem völlig unterschiedlichen Wirkprinzip (in den Blättern ist Arbutin enthalten). Der Preiselbeere ist aber ein eigenes Kapitel gewidmet, da die Hintergründe für die Wirksamkeit zur Prävention von Harnwegsinfektionen aus den Studien der letzten Jahre in den Lehrbüchern noch kaum beschrieben werden.

Harnwegsdesinfizientien		
Deutscher Name	**Lateinischer Name**	**Stammpflanze**
Bärentraubenblätter	Uvae ursi folium	Arctostaphylos uvae ursi
Brunnenkressekraut	Nasturtii herba	Nasturtium officinale
Bukkoblätter	Bucco folium	Barosma betulina, B. crenulata
Kapuzinerkraut	Tropaeoli herba	Tropaeolum maius
Meerrettichwurzel	Amoraciae rusticana radix	Amoracia rusticana
Preiselbeerblätter	Vitis ideae folium	Vaccinium vitis ideae
Weißes Sandelholz	Santali albi lignum	Santalum album

→ Miktionsbeeinflussende Mittel gegen Reizblase

Phytotherapeutika dieser Gruppe werden vor allem bei der Reizblase eingesetzt. Da die Reizblase an sich nur ein Symptom einer meist zugrunde
liegenden Störung ist, sollte die Selbstmedikation mit entsprechender Vorsicht erfolgen. Ehe man sich auf eine solche Behandlung einlässt, müssen
folgende Krankheitsbilder ausgeschlossen werden:

→ Harnblasen- und Prostatakarzinom,
→ akute bakterielle Zystitis,
→ Verschluss der ableitenden Harnwege mit einem Restharn von über
  100 ml,
→ chronische Entzündung der Nieren und der ableitenden Harnwege mit
  Beeinträchtigung der Harnausscheidung,
→ Prostataentzündung,
→ Harnblasensteine.

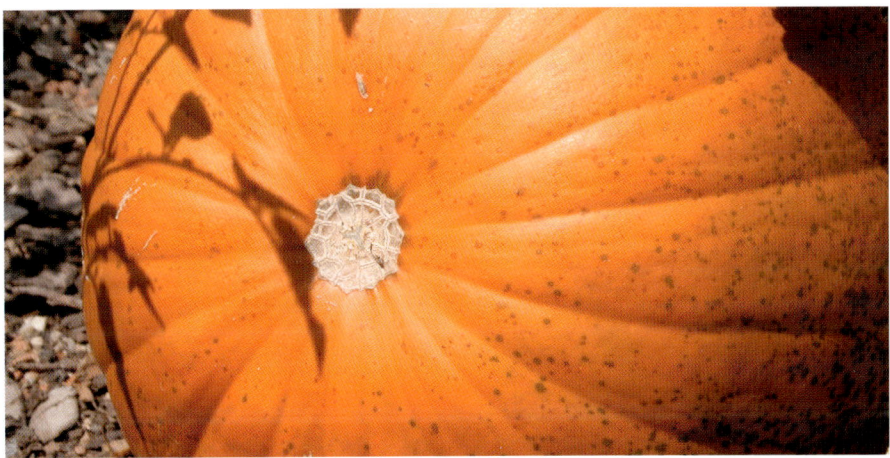

Wegen der komplexen zugrunde liegenden Störung werden bei der Reizblase meist Kombinationspräparate eingesetzt bzw. gewisse Schwerpunkte
der Wirkung gesucht: Bei entzündlicher Reizblase eignen sich eher Arzneipflanzen mit entzündungshemmender, desinfizierender und aquareti-
scher Wirkung (siehe vorangegangene Tabellen). Bei Fehlregulation des
Zusammenspiels der Blasen- und Schließmuskulatur zeigten Kürbis-Mono-
oder Kombinationspräparate gute Wirkung. Bei Reizblase mit unbekannter
Ursache kann man vom Goldrutenkraut Linderung erwarten. Psychovege-
tativ bedingte Formen können mit den bekannten sedativ und antidepres-
siv wirksamen Phytopharmaka behandelt werden.

Die folgende Tabelle enthält die wichtigsten für Einzel- oder Kombinationspräparate eingesetzten Phytotherapeutika gegen Reizblase:

Miktionsbeeinflussende Mittel gegen Reizblase			
Deutscher Name	**Lateinischer Name**	**Stammpflanze**	**Wirkung**
Baldrianwurzel	Valeriana radix	Valeriana officinalis	beruhigend, entspannend
Echtes Goldrutenkraut	Solidaginis (Virgaureae) herba	Solidago virgaurea	entzündungshemmend diuretisch
Gewürzumach-wurzelrinde	Rhois aromaticae radicis cortex	Rhus aromatica	entzündungshemmend
Glockenbilsenkraut-wurzelstock	Scopoliae carniolicae radix	Scopolia carniolica	spasmolytisch
Kürbissamen	Cucurbitae semen	Cucurbita pepo	regulierend auf Entleerungssteuerung
Hopfenzapfen	Lupuli strobulus	Humulus lupulus	beruhigend, entspannend
Johanniskraut	Hyperici herba	Hypericum perforatum	antidepressiv
Kawa-Kawa-Wurzel	Piperis methystici rhizoma	Piper methysticum	beruhigend, entspannend
Passionsblumenkraut	Passiflora herba	Passiflora incarnata	beruhigend, entspannend

→ **Miktionsbeeinflussende Mittel in Zusammenhang mit Prostatavergrößerung**

Phytopharmaka kommen zur Behandlung der subjektiven Beschwerden bei der benignen Prostatahyperplasie der niedrigen Stadien zur Anwendung. Studien zeigen einen guten Beitrag zur Besserung der Gesamtsymptomatik und damit zur subjektiven Lebensqualität der Patienten. Man muss jedoch auch die Grenzen gegenüber synthetischen Mitteln sehen, da Phytotherapeutika nicht in der Lage sind, das Prostatavolumen zu verkleinern oder irritative Beschwerden rasch zu beheben. Wesentlich für den Erfolg mit pflanzlichen Mitteln bei benigner Prostatahyperplasie ist auch die Einnahme über einen entsprechend langen Zeitraum und in der richtigen Dosierung. So wird z.B. bei Kürbissamen eine Dosierung im Äquivalent zu 10 g Kürbissamen täglich als Prostatamittel bzw. 3 bis 5 g zur „Blasenstärkung" in der Monographie der deutschen Kommission E empfohlen.

Miktionsbeeinflussende Mittel in Zusammenhang mit Prostatavergrößerung		
Deutscher Name	**Lateinischer Name**	**Stammpflanze**
Brennnesselwurzel	Urticae radix	Urtica dioica, Urtica urens
Hypoxisknollen	Hypoxidis tubera	Hypoxis rooperi
Kürbissamen	Cucurbitae semen	Cucurbita pepo
Roggenpollenextrakt Gräserpollenextrakt	Pollinis siccum extractum	Secale cereale
Zwerg- (Säge-) palmenfrüchte	Serenoa repentis (Sabalis) fructus	Serenoa repens (Sabal serulata)

In dieser Tabelle nicht enthalten sind Soja bzw. die Phytohormone aus anderen Pflanzen wie Rotklee. So wie diese pflanzlichen Verwandten der menschlichen Sexualhormone bei den Wechseljahresbeschwerden der Frau lindernde Wirkung entwickeln, sind sie auch zum Einbremsen des Prozesses der Prostatavergrößerung nützlich. Während allerdings die Linderung von Symptomen bei Wechseljahresbeschwerden innerhalb relativ kurzer Zeit vom Arzt und Patienten verifiziert werden kann, ist es ungleich schwieriger, den langsamen Prozess der Prostatavergrößerung und die Wirkung von Lebensmittel oder Phytotherapeutika auf deren Verhinderung wissenschaftlich nachzuweisen bzw. den Betroffenen spürbar zu machen.

Homöopathie

In Unterschied zur Phytotherapie, die im Grunde auf den gleichen wissenschaftlichen Methoden und Erklärungen beruht wie die schulmedizinische Anwendung von synthetischen Arzneimitteln, basiert die Homöopathie auf der Erkenntnis des Ähnlichkeitsprinzips von Samuel Hahnemann. Er entwickelte die Methode, Symptome mit jenen Arzneistoffen zu heilen, welche diese auch auslösen: „Ähnliches wird durch Ähnliches geheilt" (Simile-Regel). Über Tests an gesunden Menschen wurden also „Arzneimittelbilder" dokumentiert, die für die Auswahl von heilenden Zubereitungen ausschlaggebend sind.

In der klassischen Homöopathie wird der Patient nach ausführlicher Anamnese mit ausgewählten Einzelpräparaten auf seine Körperreaktion getestet und therapiert. Auf diesem Wege wird die Ursache eines Krankheitszustandes gesucht und wenn möglich behoben. Bei dieser Vorgangsweise kann es natürlich zu Reaktionen kommen, die dem Patienten ungewöhnlich erscheinen, jedoch für den Therapeuten ein wichtiger Hinweis auf den Kernpunkt des Problems und seiner gezielten Behandlung darstellen. Dies kann durch das gleiche Mittel in unterschiedlicher Stärke oder durch die Gabe von anderen Mitteln erfolgen.

Bei den in der Homöopathie verwendeten Ausgangsstoffen handelt es sich zum überwiegenden Teil um Pflanzen. Es werden aber auch Mineralien, Metalle und sogar tierische Produkte verwendet. Die Ausgangsstoffe sind oft giftig (Tollkirsche, Arsen, Bienengift) und erzeugen dosisabhängig Nebenwirkungen. Homöopathisch aufbereitet werden die Ausgangsstoffe nur in sehr geringer Menge verabreicht, wobei dann die krank machende Wirkung in eine heilende umschlägt.

Die passende Menge bzw. Stärke wird durch entsprechendes Verdünnen, das „Potenzieren" erreicht: Erst durch Verreiben oder Schütteln kommt es zur Übertragung bestimmter Informationen auf das Trägermedium. Es wird also in der Homöopathie nicht einfach „verdünnt", sondern die Ausgangssubstanz (z.B. Urtinktur) in einzelnen Schritten zumeist 1 : 10 (D-Potenz/Dezimal-Potenz) oder 1 : 100 (C-Potenz/Centesimal-Potenz) nach strengen Regeln aufbereitet.

In der klassischen Homöopathie gibt es keine oberflächlich festgestellte Indikation wie „Harnwegsinfektion" und ein paar wenige dazu passende Heilmittel. Durch die ausführliche Anamnese wird eine tieferliegende Ursache erhoben, deren Behandlung dann mit dem fast unendlichen Schatz der verfügbaren Substanzen und Potenzen durchgeführt wird.

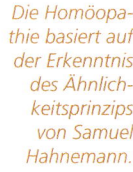

Die Homöopathie basiert auf der Erkenntnis des Ähnlichkeitsprinzips von Samuel Hahnemann.

Neben dieser klassischen Vorgangsweise haben sich aufgrund der geringen Nebenwirkungsrate auch feste Kombinationen für die Behandlung aller möglichen Krankheiten inklusive der Blasenprobleme durchgesetzt. Dies sind jedoch eher „symptomatisch" wirkende Mittel, auch Komplexmittel genannt, die nicht wie die individuell ausgetesteten Einzelpräparate auf die tieferen Ursachen einwirken, sondern nach ihren sich ergänzenden Arzneimittelbildern ausgesucht worden sind. Solche Mittel haben daher unter Umständen eine Reihe von Wirkungen, deren Auslöser möglicherweise nicht identifiziert werden kann. Wenn sich jemand also ernsthaft mit dem körperlichen oder seelischen Grundproblem auseinander setzen möchte, ist der Gang zu einem qualifizierten Homöopathen anzuraten.

Ein Beispiel für ein sehr umfangreiches Komplexmittel:

Zusammensetzung: 100 g (= 105 ml; 1 ml = 24 Tropfen) enthalten: Berberis vulgaris D 3 1,0 g Solidago virgaurea D 2 1,0 g Apocynum cannabinum D 2 1,0 g Myristica fragrans D 4 1,0 g Lytta vesicatoria D 4 1,0 g Herniaria glabra D 2 1,0 g Citrullus colocynthis D 4 1,0 g Barosma D 3 1,0 g Chondodendron tomentosum D 3 1,0 g Serenoa repens D 3 1,0 g Urginea maritima var. rubra D 2 1,0 g Populus tremuloides D 2 1,0 g Petroselinum crispum ssp. crispum D 3 1,0 g Chimaphila umbellata D 3 1,0 g Equisetum hyemale D 3 1,0 g Juniperus communis D 4 1,0 g Terebinthina laricina D 6 1,0 g Urtica urens D 3 1,0 g Hydrargyrum bichloratum D 4 1,0 mg Kalium arsenicosum D 4 1,0 mg Strychnos ignatii D 4 1,0 g Plumbum aceticum D 10 1,0 g Apisinum D 10 1,0 g Argentum nitricum D 8 1,0 g Ren suis D 10 1,0 g Vesica urinaria suis D 10 1,0 g Capsicum annuum D 3 1,0 g

Anwendungsgebiet: Zur Anregung der Selbstheilungstendenz bei funktionellen und/oder nervösen Störungen beim Harnlassen (Miktionsstörungen), Harnträufeln oder Blasenschließmuskelschwäche, z.B. auch nach durchgeführter Prostataoperation und nach Entbindungen, bei Reizblase und bei nächtlichem Bettnässen (Enuresis nocturna).
Erhältlich als Berberis-Cosmoplex-Tropfen.

Kolloidal gelöstes Silber

In naturheilkundlichen Publikationen wird kolloidal gelöstes Silber als antibiotisch wirksam beschrieben und ist auch bei Harnwegsinfektionen einsetzbar.

Es handelt sich hierbei um feinst verteilte, in Wasser nicht lösbare mikroskopisch kleine Partikel des Edelmetalls Silber. Dieser Zustand wird durch elektrische Ladung der Partikel erreicht, die Ladung nimmt allerdings wie bei einer Batterie über die Zeit langsam ab, wobei Sonneneinstrahlung den Prozess beschleunigt. Durch diesen kolloidalen Zustand entstehen besondere Eigenschaften, die sich vom Normalzustand des Metalls völlig unterscheiden. Silber lagert sich in diesem Zustand nicht irgendwo im Gewebe ab, sondern wird in den Zellen, dort wo es benötigt wird, rasch aufgenommen.

Zur Behandlung akuter Infektionen wird die Einnahme von einem Teelöffel (aus Plastik, nicht aus Metall!) zu den Mahlzeiten empfohlen. In schweren Fällen werden Dosen bis zu 50 ml eingesetzt. Nach dem Abklingen der Infektionssymptome soll die Einnahme allerdings in geringerer Dosis noch mindestens eine Woche fortgeführt werden.

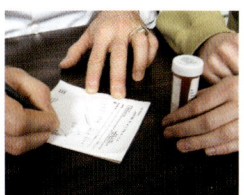

Da die Herstellung immer frisch erfolgen sollte, ist die Verfügbarkeit solcher Produkte im Handel eher beschränkt. Kolloidales Silber ist kein Arzneimittel und derzeit vor allem in den USA und England als Nahrungsergänzungmittel erhältlich.

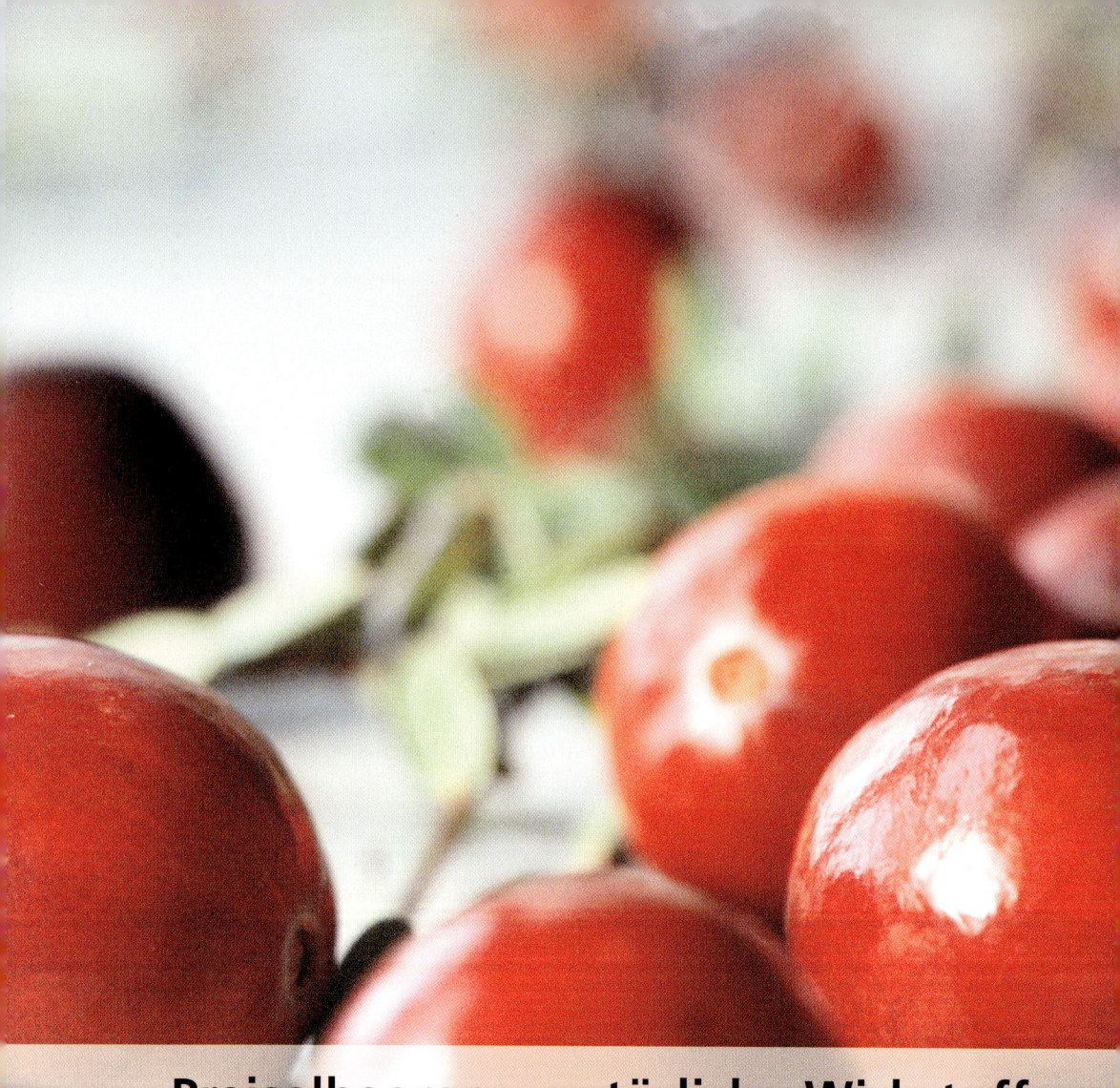

Preiselbeeren – natürliche Wirkstoffe gegen Harnwegsinfektionen

Die Geschichte der Preiselbeeren als Naturheilmittel

Bereits im 12. Jahrhundert empfahl die Äbtissin Hildegard von Bingen die Anwendung der Preiselbeere als Heilpflanze bei schmerzhaftem verstopftem Monatsfluss der Frau. In ihrer Abhandlung über Ursachen und Behandlung von Krankheiten (Causae et curare) heißt es:

„Weiter nehme die Frau Preiselbeeren, den dritten Teil davon Schafgarbe und etwa den dritten Teil der Schafgarbe Raute, ebensoviel lange Osterluzei wie von der Preiselbeere und der Schafgarbe und eine tüchtige Menge Diptam, stoße dies in einem Mörser, koche es mit gutem, reinem Wein in einem neuen Topf, gieße das Gekochte mit dem Wein in ein Säckchen und darauf Gewürznelken, so viel sie bekommen kann, dazu etwas weniger weißen Pfeffer wie Gewürznelken, zerreibe alles zusammen, tue hinreichend neuen und frischen, schmutzfreien Honig dazu und lasse dies alles mit bestem Wein sieden. Dann gieße sie das Ganze zu den oben genannten Kräutern in das Säckchen und mache daraus einen klaren Trank. Diesen soll sie jeden Tag vor und nach dem Frühstück trinken (…).“

Die Wirkungen der einzelnen Pflanzen leitete sich die Klosterfrau von der Viersäftelehre des Polybios ab. Den Säften Blut, Schleim, gelbe Galle und schwarze Galle waren später die Eigenschaften warm-feucht, kalt-feucht, warm-trocken beziehungsweise kalt-trocken zugeordnet worden. Danach sollte die Kälte der Preiselbeeren, die durch die Wärme der Schafgarbe, der Raute, der langen Osterluzei, des Diptams, der offenen Gewürznelken, des weißen Pfeffers, des frischen Honigs und der herabgeminderten Wärme des Weines gemildert werde, „(…) die verschlossenen Eingeweide des Weibes (…)“ öffnen „(…) und das verhärtete Gerinnsel des Monatsblutes (…)“ auflösen.

In späterer Zeit waren Preiselbeeren in der Medizin als Heilmittel bei Rheumatismus beliebt. In einigen Gegenden Deutschlands dienten die getrockneten Blüten der Preiselbeere volksmedizinisch als Hustenmittel. Im Sauerland wurde Preiselbeersaft bei blutigem Auswurf und krankhaften Gebärmutterblutungen eingesetzt, und gegen Durchfallerkrankungen, Brechruhr, Gicht, Gallen- und Steinleiden wurden Preiselbeerauszüge aus Früchten oder Blättern empfohlen. Preiselbeerwasser, ein kühles Getränk aus frisch zerquetschten Beeren, sollte fiebernden Patienten Linderung verschaffen – ein auch heute in Tirol noch häufig angewandtes Hausmittel.

Hl. Hildegard von Bingen
1089-1179

Preiselbeeren werden in der Volksmedizin noch heute bei Schleimhaut- und Zahnfleischentzündungen verwendet. In Waschungen und Umschlägen sollen sie bei verschiedenen Hautkrankheiten den Heilungsprozess beschleunigen.

Preiselbeerblätter waren früher häufiger Bestandteil in Teemischungen zur Behandlung der Zuckerkrankheit (Diabetes mellitus) und chronischer Gelenkentzündungen. Da die Wirksamkeit nicht belegt ist, kann die Anwendung aufgrund der Schwere der Erkrankungen jedoch keinesfalls empfohlen werden.

Erst in jüngerer Zeit werden Preiselbeerblätter und -saft als Heil- und Vorbeugemittel bei Harnwegsentzündungen genannt. Zahlreiche Anwendungsbeobachtungen, aber auch moderne klinische Studien von Wissenschaftlern, Ärzten und Pflegepersonal, wurden veröffentlicht, in denen speziell der Saft der amerikanischen Preiselbeere eine gute Wirksamkeit in der Vorbeugung von wiederkehrenden Harnwegsinfekten zeigte.

Die Preiselbeere stand lange im Schatten ihrer Verwandten Bärentraube und Heidelbeere, die beide auf einen längeren und umfassenderen Einsatz in der Volksmedizin zurückblicken können. Häufig werden Preiselbeerblätter lediglich als Verunreinigung oder Verfälschung von Bärentrauben- oder Heidelbeerblättern genannt.

Die Bärentraube ist eine etwas weiter entfernte Verwandte der Preiselbeere. Sie ist die am häufigsten verwendete Pflanze bei Nieren- und Blasenleiden. In der nordischen Ländern wurde sie bereits im 13. Jahrhundert als Heilmittel erwähnt. Früher nutze man sie als Durchfall-, Husten- und Entwässerungsmittel. Wegen ihrer wehenfördernden Eigenschaften fand sie auch Eingang in die Geburtshilfe.

Die Wirkung bei unspezifischen Blasenentzündungen und chronischen Durchfällen ist anhand der Inhaltsstoffe der Bärentraube belegbar, ihre Anwendung bei anderen Leiden entbehrt jedoch zur Zeit der wissenschaftlichen Grundlage.

Anmerkungen zur Botanik

Die im Folgenden genannten Pflanzen gehören alle zu der Familie der Heidekrautgewächse. Der botanische Fachausdruck für diese Pflanzenfamilie ist Ericacea.

Sie wird in vier Unterfamilien unterteilt und umfasst etwa 2.500 Pflanzenarten. In Europa sind ungefähr 50 Arten heimisch. Die Unterfamilien Vaccinioideae, Arbutoideae, Rhododendroideae und Ericoideae unterscheiden sich in Blüten- und Fruchtform, Samen, Staubblättern sowie in der Lage des Fruchtknotens der Pflanzen.

Die Heidekrautgewächse sind Holzpflanzen, häufig Sträucher oder seltener auch kleine Bäume mit meist lederartigen oder nadelförmigen Blättern. Die Blüten bestehen normalerweise aus fünf Blütenblättern, die mehr oder weniger zu einer Krone verwachsenen sind, und etwa doppelt so vielen nicht verwachsenen Staubblättern. Der Fruchtknoten sitzt meist auf dem Blütenboden und entwickelt sich zu einer Kapsel.

Heidekrautgewächse sind über die ganze Erde verbreitet, allerdings meiden sie Wüsten und Wüstensteppen sowie feuchtheiße tropische Niederungen.

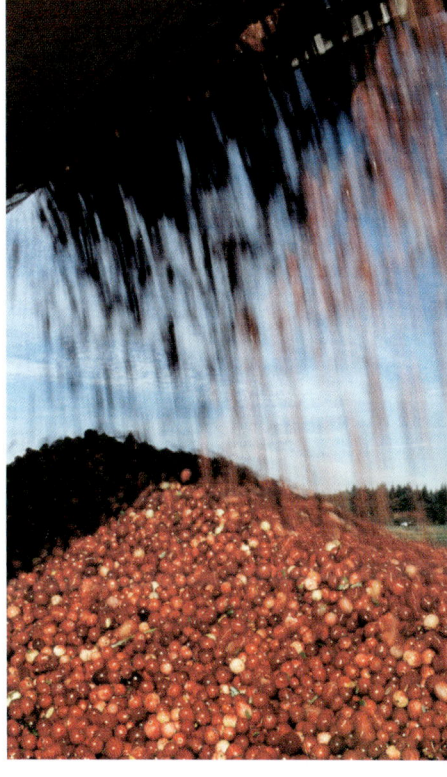

Sie leben häufig mit Mycorrhiza-Pilzen in einer Zweckgemeinschaft (Symbiose). Die Saugwurzeln der Pflanze sind von einem dichten Geflecht von Pilzfäden umwuchert. Die Pflanze wird durch den Pilz mit zusätzlichen Stickstoff- und Phosphorverbindungen versorgt, während der Pilz Kohlenhydrate von seiner Wirtspflanze bezieht.

Häufig siedeln sich Heidekrautgewächse an Pionierstandorten, bevorzugt auf solchen mit sauren Böden, an. Das Überleben in so mineralstoffarmen Gebieten wie Heide, Mooren, arktischer Tundra oder oberhalb der alpinen Waldgrenze wird erst durch das Zusammenleben mit den Pilzen möglich.

Die Gattung Vaccinium L. umfasst etwa 450 Pflanzenarten, von denen 8 in Europa heimisch sind. Zu ihnen gehören die Arten Vaccinium vitis idaea L. (Preiselbeere), Vaccinium myrtillus L. (Heidelbeere), Vaccinium uliginosum L. (Rausch- oder Moorbeere) und Vaccinium oxycoccus L. (Moosbeere).

Vaccinium macrocarpon AIT. (Cranberry) ist die amerikanische Preiselbeere. Sie ist verwandt, aber nicht identisch mit der bei uns beheimateten Art.

Die Preisel- oder Kronsbeere, Vaccinium vitis idaea L., ist ein 10 bis 30 cm hoher, immergrüner Zwergstrauch. Sie besitzt unterirdische, schuppig beblätterte Kriechtriebe, aus denen die Laub- und Blütensprosse reihenweise entspringen. Die zarten, runden Zweige streben in Büscheln aufwärts. Die jüngeren Zweige haben kurze Flaumhaare, während die älteren Zweige verkahlen.

Die Laubblätter besitzen einen kurzen Blattstiel, sind häufig in zwei Zeilen und alternierend (wechselständig) an der Sproßachse angeordnet.

Die weißen, rötlich angelaufenen Blüten duften schwach und hängen dicht gedrängt zusammen, die etwa 8 bis 10 mm lange Blütenkrone ist glockig geformt, offen und bis zur Hälfte fünf-, seltener vierspaltig. Am Blütenboden stehen 10 behaarte Staubblätter, die Staubbeutel sind lang und haben jeweils 2 Spitzen. Griffel und Narbe ragen aus der Blüte hervor. Die Blütezeit ist von Mai bis Juni.

Die Beeren hängen in dicht gedrängten Trauben und sind zunächst weiß.

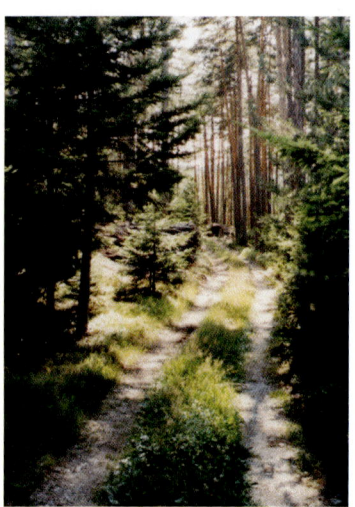 Später färben sie sich scharlachrot, sind glänzend, kugelig und enthalten viele Samen. Das Fruchtfleisch ist herb-süß, weiß und roh eher ungenießbar.

Preiselbeeren sind auf der gesamten nördlichen Hemisphäre verbreitet. Man findet sie auf kalkarmen, trockenen Böden in Nadelwäldern, auf Heiden, in Gebirgswäldern und in alpinen Gebieten. Es handelt sich um Wildfrüchte, die nur an ihrem natürlichen Standort gedeihen. Ihr kultureller Anbau steht daher vorerst nicht an; die Preise sind entsprechend hoch.

Arzneibuchdroge Preiselbeerblätter

Die lateinische Bezeichnung der Blattdroge von Vaccinium vitis idaea L. ist Vitis idaeae folium, was auf deutsch soviel wie „Blatt der Preiselbeere" bedeutet. Die Fruchtdroge wird Vitis idaeae fructus („Frucht der Preiselbeere") genannt.

Die übliche Dosierung zur Bereitung eines Tees beträgt etwa 2 g Droge pro Tasse.

Preiselbeerblätter werden aus Wildbeständen in der Zeit von Mai bis Juni oder im September, die Früchte von August bis Oktober gesammelt und an der Luft im Schatten oder unter künstlicher Wärmezufuhr getrocknet. Hauptlieferanten sind nordeuropäische Länder wie Norwegen, Schweden, Finnland sowie Großbritannien.

Preiselbeerblätter wurden als Arzneidroge in das Deutsche Arzneibuch und in das Österreichische Arzneibuch aufgenommen. Preiselbeeren (Vitis idaeae fructus) sind keine offizinelle Arzneidroge.

Aufgrund des hohen Gerbstoffgehalts können besonders durch Bärentraubenblätter bei Patienten mit empfindlichem Magen und bei Kindern Magenreizungen, Übelkeit und Erbrechen ausgelöst werden.

Da Preiselbeerblätter etwa 70 % weniger Gerbstoffe enthalten als Bärentraubenblätter sind sie magenverträglicher und können höher dosiert werden. Die höhere Dosierung ist für einen therapeutischen Nutzen auch erforderlich, da Vitis idaeae folium etwa 40 % weniger Arbutin enthält als Uvae ursi folium.

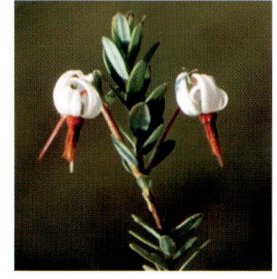
Cranberry-Blüte

Durch das günstigere Verhältnis von Arbutin zu Gerbstoffen sind Preiselbeerblätter bei angepasster Dosierung besser vertäglich und genauso wirksam wie Bärentraubenblätter.

Cranberry –
Die Preiselbeeren aus Nordamerika

Die Cranberry (Vaccinium macrocarpon) ist eng verwandt mit der europäischen Preiselbeere (Vaccinium vitis-idaea) und gehört wie diese zur Familie der Heidekrautgewächse sowie zur Gattung der Heidelbeere. Cranberry unterscheidet sich von den anderen Vaccinium-Arten durch vierzählige Blüten, deren Kronblätter zurückgeschlagen sind. Die Cranberry wird in Nordamerika bereits seit dem 18. Jahrhundert großflächig angebaut. Hauptanbaugebiete in den USA sind – neben den Neuenglandstaaten – Wisconsin, Oregon und Washington. Auch in den kanadischen Provinzen Quebec und British Columbia werden Cranberries angebaut. Saurer Boden bedeutet gutes Wachstum. In Nordamerika gibt es weit über 100 Cranberry-Sorten. Ein Bulletin der Agricultural Experimental Station der Universität Massachusetts nennt sogar 175 verschiedene Sorten. Bei den meisten davon handelt es sich um Auslesen aus Wildvorkommen, die in der Regel den Namen des Farmers tragen, der sie selektierte. Die mit Abstand am meisten angebauten Sorten sind die „großen Vier": „Early Black", „Howes", „McFarlin" und „Searles (Jumbo)".

Cranberry-Pflanzen sind bezüglich ihrer Wachstumsbedingungen eigentlich nicht besonders anspruchsvoll. Die Pflanzen lieben ein Klima mit feucht-kühlen Sommern und vergleichsweise milden Wintern mit Tempe-

Cranberries besitzen vier Luftkammern, die den frischen Beeren auf Wasser entsprechenden Auftrieb verleihen. Das ermöglicht eine spezielle Erntemethode bei der die Felder bis zur Höhe von 45 cm überflutet werden.

raturen bis maximal -18 °C. Eines aber brauchen alle Cranberry-Sorten: eine saure Umgebung. Cranberries gedeihen nur auf sauren Böden, deren pH-Wert zwischen 4,0 und 5,0 liegt. In den USA werden für den Anbau bevorzugt Moorböden mit Sanduntergrund gewählt.

Botanisch zeigen Cranberry-Pflanzen deutliche Anpassungen an ihren sauren, kargen Standort: So haben sie beispielsweise die ausgeprägte Fähigkeit zum vegetativen Wachstum entwickelt. Die Pflanzen bilden bis zu zwei Meter lange Triebe („Ausläufer"), die bei Kontakt mit dem Boden kurze Nebenwurzeln ausbilden. Ein echter Wurzelstock fehlt. Die Triebe wachsen praktisch endlos weiter und sichern der Pflanze damit auch auf extrem sauren Böden das Überleben.

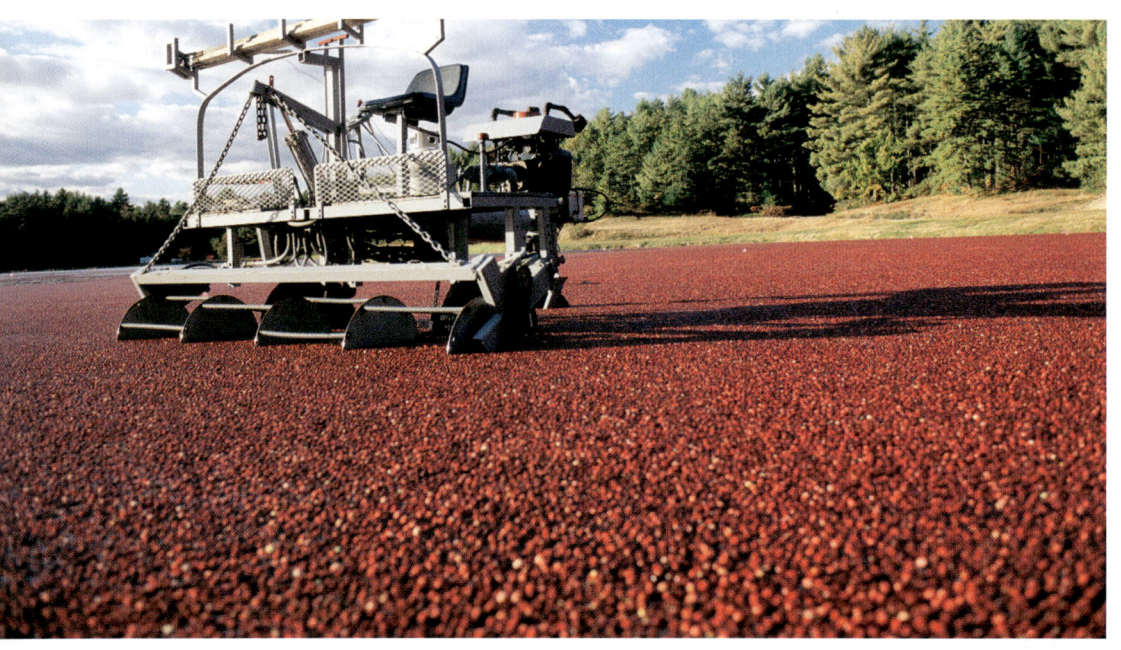

Bei lang anhaltenden Kälteperioden im Winter besteht die Gefahr, dass die Blätter der Cranberry-Pflanze auf den Anbauflächen Schaden nehmen. Aus diesem Grund fluten die Bauern häufig im Winter ihre Felder bis zu einer Höhe oberhalb der Sträucher. Das Wasser gefriert und schützt dadurch die Sträucher bei einer Temperatur um 0 °C vor Frostschäden.

Bis die Beeren der Cranberry-Pflanze reif sind, vergehen – je nach Sorte – 75 bis 100 Tage. Die Reife setzt im September/Oktober ein. Die Früchte werden bis zu 2 cm groß und sind tiefrot. Sie besitzen vier Luftkammern, die die Beeren in frischer Form wie einen Ball springen lassen bzw. ihnen auf Wasser entsprechenden Auftrieb verleiht und dadurch eine spezielle Erntemethode ermöglicht:

Die Felder werden bis zu einer Höhe von ca. 45 cm überflutet. Eine Vorrichtung auf schwimmenden Pontons erzeugt einen Wasserstrudel, der die Beeren löst. Die Luftkammern lassen die Cranberries an die Wasseroberfläche treiben. Die Beeren werden dann in Behälter abgesaugt. Um den Frische- und Qualitätstest zu bestehen, muss jede Cranberry sieben Mal über zehn Zentimeter hohe Holzbarrieren springen. Minderwertige oder beschädigte Beeren springen nicht.

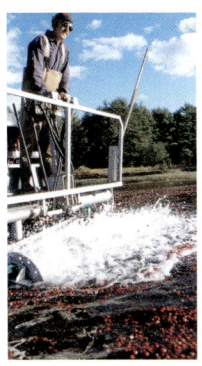

Inhaltsstoffe der Preiselbeeren und Cranberries

Die Früchte der Preiselbeeren (Vitis idaeae fructus) enthalten ebenfalls Gerbstoffe, jedoch bedeutend weniger als die Blätter.

Weiterhin enthalten sind 2 bis 3 % Fruchtsäuren (Apfel-, Wein- und Zitronensäure) und organische Säuren wie Benzoesäure, Chinasäure und Syringasäure.

Auffallend am Cranberry-Saft ist die einzigartige Mischung von Chinasäure, Zitronensäure und Apfelsäure. Der Gehalt an Chinasäure und das Verhältnis von China- zu Apfelsäure ist verhältnismäßig konstant. Diese beiden Größen werden daher verwendet, um den Gehalt an Cranberry-Saft in Fruchtsaftgetränken zu bestimmen und um die Identität von Cranberry-Saft zu überprüfen.

Lange Zeit galten China- und Benzoesäure als wirksame Inhaltsstoffe der Cranberries zur Vorbeugung und Behandlung von Harnwegsinfektionen.

Benzoesäure ist ein natürliches Konservierungsmittel, es verhilft dem reinen Saft zu einer für Fruchtsäfte außergewöhnlichen Haltbarkeit (Zusätze von Zuckern oder anderer süßender Komponenten reduzieren diese günstige Eigenschaft wieder).

Oxalsäure, bekannt als Ursache für Nieren- und Blasensteine, ist in Preiselbeeren nur in sehr geringer Menge enthalten (bei ca. 0,5 mg pro 100 ml reinem Saft). Die Vermutung, wegen eines hohen „Säuregehaltes" mit Preiselbeersaft ein Steinrisiko zu vergrößern, ist falsch – gerade das Gegenteil ist der Fall, wie auch jüngste Studien gezeigt haben.

Die häufigsten Zuckerverbindungen in Cranberry-Saft sind Traubenzucker (Glucose) und Fruchtzucker (Fructose), welche im reinen Saft etwa zu gleichen Teilen enthalten sind. Die gesamte Zuckermenge bei reinem Saft liegt bei handelsüblichen Produkten zwischen 6 und 9 g pro 100 ml. Da solche reinen Säfte zum Genuss mit mindestens 4 Teilen Wasser verdünnt werden, ist die Kohlehydratbelastung solcherart zubereiteter Getränke sehr gering und auch für Diabetiker gut verträglich. Eine höhere Verdünnung erhöht gegebenenfalls die Verträglichkeit bei magenempfindlichen Menschen und ist vom urologischen Standpunkt wegen des Spüleffekts auch positiv zu sehen.

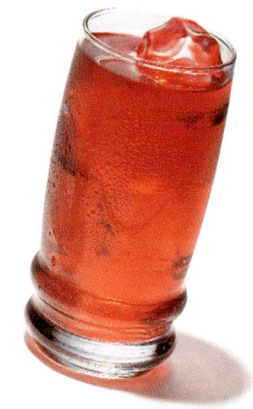

Beim Gehalt an Mineralstoffen führt Kalium mit etwa der 10fachen Konzentration vor Kalzium und Natrium, gefolgt von Eisen.

Frische Preiselbeerfrüchte enthalten einen im Vergleich zu anderen Beerensorten eher niedrigen Gehalt an Vitamin C (10 bis 15 mg pro 100 g), im Saft ist jedoch davon kaum mehr als 1 mg pro 100 ml übrig (das meiste Vitamin bleibt in den Pressrückständen). Der Gehalt an Vitamin B_2 ist in der Preiselbeere gegenüber den artverwandten Pflanzen wieder höher.

Inhaltsstoffe, die in den letzten Jahren besondere Bedeutung gewonnen haben, sind die antioxydativ wirksamen Tannine und Quercetin sowie insbesondere die Proanthocyane, auf welche die zuletzt entdeckte Wirksamkeit gegen Bakterien zurückzuführen ist.

Beim Vergleich zwischen dem Gehalt an bioaktiven Stoffen in der Gesamtfrucht und dem Saft ist wie auch bei anderen Obst- und Beerensorten zu beachten, dass gerade in den Pressrückständen ein gewisser Anteil an wertvollen Vitaminen etc. zurückbleibt. Daher werden auch immer wieder Techniken eingesetzt, um diese Stoffe zu extrahieren und für besondere medizinische Zwecke zu konzentrieren. Natürlich wäre der Verzehr der ganzen, frischen Beeren selbst für die Zufuhr der Vitalstoffe am effizientesten, aber diese Form ist im Handel am schwersten und nur zu Erntezeiten erhältlich.

Verarbeitung von Preiselbeeren zu Lebens- und Nahrungsergänzungsmitteln

Während die Cranberries in Amerika durch die wirtschaftlichen Anbau- und Erntemethoden schon längst einen hohen Stellenwert in der Verarbeitung als Lebens- und Genussmittel in verschiedensten Zubereitungen erreicht haben, ist die Preiselbeere in Europa eher ein Nischenprodukt für Genießer und Kenner. Das eigenhändige Sammeln und Verarbeiten der herben Beeren ist gegenüber den Nachkriegszeiten stark zurückgegangen und wird weitgehend durch industriell gefertigte Produkte aus dem Supermarkt oder Fachgeschäft ersetzt.

→ Lebensmittel

Beim Einkauf von Cranberry- oder Preiselbeerprodukten muss man zwischen einem gesundheitlichen und genussorientiertem Ziel unterscheiden. Preiselbeerprodukte, die überwiegend dem Genuss dienen (z.B. Preiselbeerkonfitüre), sind in der Regel mit anderen Stoffen, insbesondere Zucker und anderen Süßungsmitteln oder dem Hauptzweck dienenden Träger-

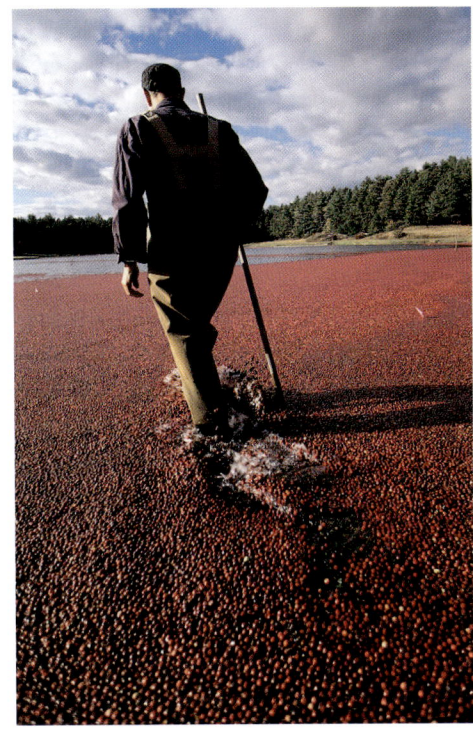

Die europäische Preiselbeere wird überwiegend in Wildbeständen Skandinaviens geerntet, die amerikanischen Cranberries kommen in der Regel aus Kulturen.

stoffen vermischt oder verdünnt. Auch sind die biologisch sensiblen Inhaltsstoffe der im Endprodukt enthaltenen Fruchtanteile eventuell durch die Verarbeitung (z.B. Hitzeeinwirkung) bereits arg dezimiert. Ohne die Qualität solcher Zubereitungen als Genussmittel generell abwerten zu wollen, ist darauf hinzuweisen, dass für den überwiegend gesundheitsorientierten Einsatz eher spezielle Formen mehr Aussicht auf Erfolg bieten. Solche Formen sind Säfte in möglichst reiner Qualität (100 % Fruchtsaft oder „Muttersaft", ohne Zusatz von Zucker, Geschmacksverbesserungen oder Konservierungsstoffen) sowie Extrakte in pharmazeutisch definierter Zusammensetzung.

Während die amerikanischen Cranberries in der Regel aus Kulturen kommen, wird die europäische Preiselbeere überwiegend in Wildbeständen Skandinaviens geerntet. Inwieweit sich Früchte aus deklariertem Bio-Anbau in ihrer medizinisch relevanten Qualität von diesen unterscheiden, lässt sich schwer beurteilen, solange keine Rückstandsanalysen bezüglich Dünge- und Pflanzenschutzmitteln bestimmte Produkte oder Herkunftsplätze diskriminieren. Bei Preiselbeeren aus Russland und vom Balkan ist auf eventuell vorhandene Radioaktivität zu achten.

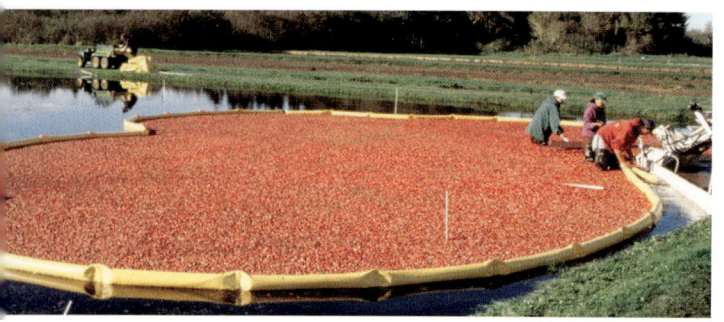

Nach der Ernte werden die Früchte entweder tiefgefroren und nach Bedarf später verpresst oder die Beeren werden zur Gänze sofort verpresst und dem Saft zur längeren Lagerung Wasser entzogen, welches dann in gleicher Menge bei der Abfüllung wieder

Ernte in einer amerikanischen Cranberry-Kultur

zugesetzt wird. Bei schonender Behandlung der Materialien (z.B. Vermeidung von Hitze) und sauberer Verarbeitungstechnik sind beide Versionen für den Konsumenten gleichwertig.

Preiselbeersäften wird als Geschmacksverbesserung sehr häufig eine Zuckerart (z.B. Fructose) oder auch süßes Konzentrat anderer Pflanzen (z.B. Agaven) zugesetzt. Dadurch steigt der Kaloriengehalt von unter 40 kcal bei 100 ml reinem Saft gleich auf etwa das Doppelte bis Dreifache an – eine unnötige Kohlenhydrat- und Energiezufuhr, die vor allem Diabetikern schnell bewusst ist. Reiner Saft wird am Besten mit frischem Wasser nach persönlichem Geschmack verdünnt und ist dann ein herrlich herbes und den Durst löschendes Getränk. Auch zum Einsatz in Cocktails (siehe Rezepte) ist der reine Saft meist am besten geeignet.

Nicht unbedeutend ist der Preisvergleich, möchte man doch sein Geld für den Hauptinhaltsstoff ausgeben und nicht für Zusätze: Wenn ein Fläschchen mit einem halben Liter Euro 4,- kostet, aber nur 30 % Preiselbeersaft enthält, so müsste man dann über Euro 27,- bezahlen, um einen Liter reinen Saft ohne Zusatzstoffe zu erhalten. Dieser ist aber im Handel für derzeit rund Euro 10,- bis 12,- zu bekommen. Wenn jemand eine längere Einnahmezeit mit einer medizinisch erforderlichen Saftmenge zu finanzieren hat, lohnt sich also der Blick auf das Etikett mit der Gehaltsangabe und eine Berechnung des tatsächlichen Saftpreises.

Eine Besonderheit des Preiselbeer- und Cranberrysaftes ist seine gute Haltbarkeit, besonders wenn keine Zusatzstoffe enthalten sind. Wegen des geringen Zuckergehaltes und der im Saft natürlich vorkommenden Benzoesäure sowie auch anderer Komponenten tritt bei Lagerung einer geöffneten Packung im Kühlschrank auch nach mehreren Wochen weder Gärung noch Schimmelpilz auf – bei Orangensaft meist schon in der ersten Woche.

→ **Nahrungsergänzungsmittel**

Neben den Säften gibt es auch ein interessantes Angebot an Nahrungsergänzungsmitteln, in welchen Cranberry- und Preiselbeerextrakte in Tablet-
ten- oder Kapselform angeboten werden. Auch hier sind gewisse Unter-

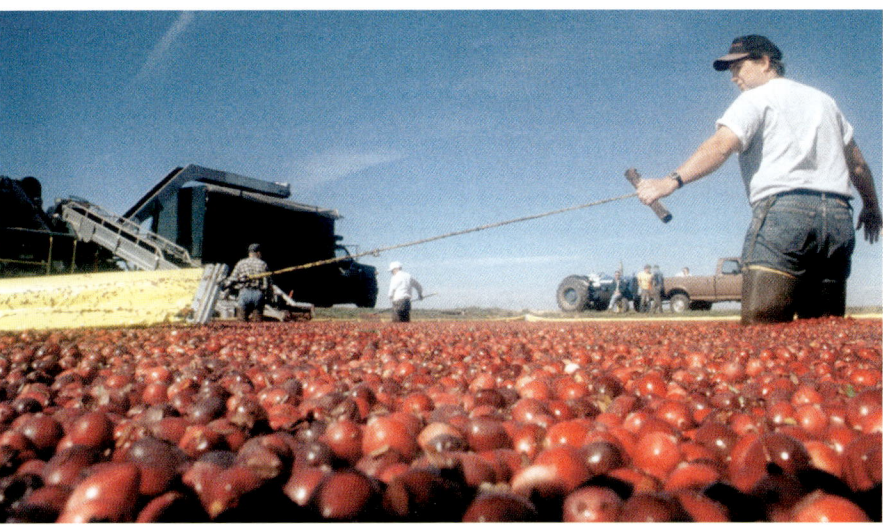

Cranberry-Ernte

schiede in der Art der Herstellung und Qualität in Bezug auf die gesund-
heitliche Wirkung feststellbar.

Die einfachste Version sind reine Saft-Extrakte ohne besondere Anreiche-
rung. Bei dieser Art von Extrakten ist die Qualität meist schwer zu beurteilen, wenn nicht ein definiertes Verhältnis der eingesetzten Saft- oder
Fruchtmenge pro Extrakt-Einheit angegeben ist. Der überwiegende Anteil
von Nahrungsergänzungen aus Amerika und viele der auch in Europa vor
allem in Internet angebotenen Cranberry-Produkte enthalten solche
unspezifischen Extrakte.

In der medizinisch orientierten Anwendung haben sich im deutschsprachigen Raum eher Präparate durchgesetzt, die auf angereicherten Extrakten
aufbauen. Beispiele dafür sind die PreiselSan-Lutschtabletten mit einem
auf einen hohen Anthocyan-Gehalt standardisierten Extrakt oder Preisel-
Caps, mit einem an Proanthocyanidinen aus den Pressrückständen angereicherten Extrakt. In beiden letztgenannten Produkten wird durch ana-
lytische Bestimmung von Leitsubstanzen, die für die Wirkung gegen die
Bakterienadhärenz verantwortlich sind, ein hohes Maß an gleichbleibender
Qualität gewährleistet.

Die Preiselbeere in der Heilkunde

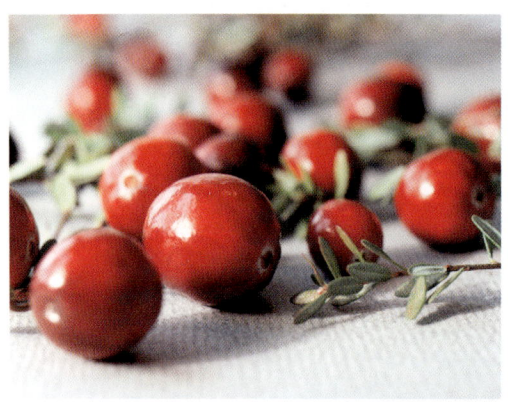

→ **Cranberry – eine Frucht macht Karriere in der modernen Medizin**

Die Cranberry war schon zu Beginn des 20. Jahrhunderts als Mittel zur Behandlung und Vorbeugung von Harnwegsinfekten bekannt – schon lange vor Entdeckung der Antibiotika. Mittlerweile konnte das alte Erfahrungswissen durch aktuelle wissenschaftliche Untersuchungen und Studien bestätigt werden. Sogar die therapeutisch wirksamen Inhaltsstoffe der herben Frucht und deren Wirkmechanismus sind heute bekannt.

Im Jahre 1923 wurde erstmals berichtet, dass auch schulmedizinisch ausgerichtete praktische Ärzte in den Vereinigten Staaten Cranberries als Heilmittel einsetzten.

Jahrzehntelang herrschte in der medizinischen Welt die Meinung vor, die Heilwirkung der herben, säurereichen Beeren beruhe darauf, dass diese den Urin ansäuerten und dadurch eine bakteriostatische Wirkung hervorriefen. Untersuchungsergebnisse aus den 70er Jahren des 20. Jahrhunderts ließen jedoch erstmals Zweifel an dieser Auffassung laut werden. Der große Durchbruch kam im Jahr 1984, als A.E. Sobota in einer im Journal of Urology publizierten Arbeit den Wirkmechanismus von Cranberry aufzeigen konnte. Cranberry, so konnte der Forscher von der Youngstown State Universität in Ohio an klinischen Isolaten demonstrieren, hemmt die Adhärenz von E.-coli-Bakterien an die Zellen von Blase und Niere. Etwa 400 ml Cranberry-Saft (als 25 %-Cocktail, d.h. ca. 100 ml reiner Saft) täglich reichten aus, um die Adhärenz von E. coli signifikant zu hemmen. In einer weiteren Studie konnte er ähnliche Wirkungen bei Proteus- und Pseudomonas-Stämmen nachweisen. Die Ergebnisse von Sobota wurden 1991 von israelischen Wissenschaftlern bestätigt. Auch diese beschrieben die „Anti-Adhärenz-Eigenschaften" von Cranberry-Saft, scheiterten jedoch damals noch daran, den für die Wirkung zuständigen Inhaltsstoff zu identifizieren.

→ Klinische Studien belegen die Wirksamkeit

Das Jahr 1994 war ein weiterer Meilenstein der Cranberry-Forschung. Wissenschaftler der Harvard Medical School in Boston, Massachusetts, unter der Leitung von J. Avorn veröffentlichten die Ergebnisse der ersten randomisierten, doppelblinden und plazebokontrollierten Studie mit Cranberry-Saft. Im Rahmen der Untersuchung hatten 153 ältere Frauen (mittleres Alter 78,5 Jahre) sechs Monate lang täglich 300 ml Cranberry-Saft (wiederum als 25 %-Cocktail, d.h. ca. 75 ml reiner Saft) oder ein vergleichbar schmeckendes Plazebogetränk erhalten. Es zeigte sich, dass in der Verumgruppe (also jene Gruppe, die den Cranberry-Saft bekam) die Häufigkeit von Harnwegsinfektion (definiert als 10^5 Bakterien pro ml Urin, verbunden mit Leukozyten im Harn) gegenüber der Plazebogruppe signifikant vermindert war. Die Forscher bestätigten endgültig, dass eine Ansäuerung des Urins als Ursache für die beobachtete Wirkung nicht in Frage kommt, denn die Urin-pH-Werte in Verum- und Plazebogruppe unterschieden sich praktisch nicht. Vielmehr, so die Wissenschaftler, müsse in der roten Beere eine noch unbekannte, spezifische Substanz enthalten sein, welche die Adhärenz von Bakterien im Harntrakt verhindert.

Seit 1994 wurden bis dato noch weitere klinische Studien und Anwendungsbeobachtungen publiziert, welche die Befunde von J. Avorn bestätigen. Interessant ist jene von T. Kontiokari, Universität Oulu/Finnland, in welcher an 150 Frauen in drei Gruppen die Rezidivrate von Harnwegsinfektionen über 6 Monate hinweg untersucht wurde. Die Frauen, welche täglich Preiselbeersaft erhalten hatten, zeigten eine um 50 % niedrigere Anfälligkeit als jene der beiden anderen Gruppen. Als Medikation wurde ihnen ein Getränk aus 50 ml reinem Preiselbeer-/Cranberry-Saft, verdünnt auf 250 ml, täglich verabreicht. Dieser Originalsaft aus Finnland ist als „Preiselbeersaft Caesaro Med" erhältlich – das bislang einzige durch eine klinische Studie bestätigte Preiselbeerprodukt Europas.

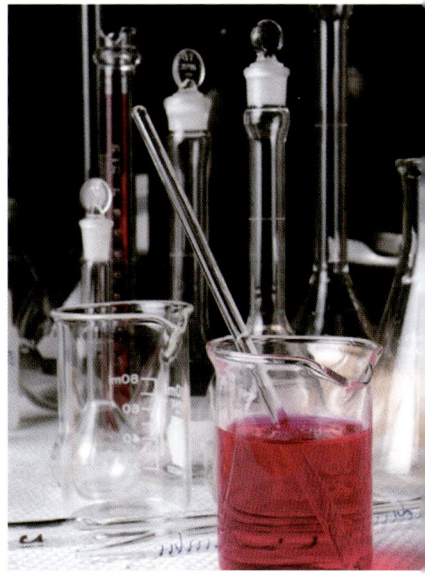

→ Die Wirksubstanz wird isoliert

1998 wurde das Geheimnis schließlich gelüftet. In einem Brief, der im New England Journal of Medicine veröffentlicht wurde, teilten Wissenschaftler der Rutgers State Universität in New Jersey mit, dass sie erstmals die Wirksubstanzen in Cranberries identifiziert hatten. Es handelt sich um kondensierte Tannine, die auch als Proanthocyane bezeichnet werden. Die Forscher isolierten die Substanzen aus den Beeren und konnten eindeutig nachweisen, dass diese Stoffe die Adhärenz von E. coli an die Zellen des Harntraktes verhindern. Dadurch können sich die Bakterien nicht in Blase und Niere festsetzen und werden via Urin ausgeschwemmt. Eine drohende Infektion wird so bereits im Vorfeld verhindert. Kein Wunder, dass die leitende Wissenschaftlerin der Forschergruppe, Dr. Amy Howell, diese Ergebnisse „einen echten Durchbruch" nannte.

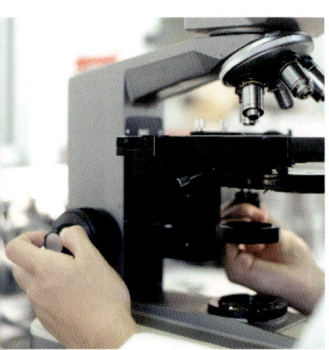

Ebenfalls 1998 wurde von einer Forschergruppe der Tulane University School of Medicine berichtet, dass Cranberry-Inhaltsstoffe in der Lage sind, die Gestalt der Bakterien zu verändern. Unter dem Einfluss von Cranberry-Saft konnten die Mikroorganismen nicht die typischen haarähnlichen Strukturen auf ihrer Oberfläche ausbilden, die sie zum Andocken an die Zellen des Harntraktes benötigen. Damit werden diese Bakterien einer wesentlichen Voraussetzung für ihre Virulenz beraubt, ohne sie jedoch zu töten – was ein wichtiges Faktum für das Überleben der körpereigenen nützlichen Bakterien an ihren angestammten Plätzen (z.B. im Darm) bedeutet.

→ Wirkungsbeginn – Wirkungsdauer

Über diese großen klinischen Studien hinaus wurden immer wieder Forschungsberichte publiziert, die zum weiteren Verständnis und richtigen Einsatz von Preiselbeerpräparaten gegen Harnwegsinfektionen beitragen. So kann man diesen Berichten entnehmen, dass die Wirkung gegen die Bakterien schon etwa 2 Stunden nach der ersten Einnahme beginnt, bei einmaliger oder nur kurzzeitiger Behandlung allerdings auch nach 10 bis 12 Stunden wieder verschwindet. Das bedeutet, die Präparate müssen mindestestens zweimal pro Tag eingenommen werden, damit die Schutzwirkung rund um die Uhr aufrecht bleibt. Wenn eine massivere Wirkung erforderlich ist (z.B. beim Aufkeimen des Infekts oder bei höherem Rezidivrisiko), muss dieser Rhythmus auf dreimal täglich erhöht werden. Erst nach mehrmonatiger Behandlung von Personen mit Neigung zu unkomplizierten Harnwegsinfektionen kann mit einem Nachhall der Wirkung (durch Stärkung der Immunabwehr) gerechnet werden. Patienten, die ständig einer Keimbelastung in der Blase ausgesetzt sind (z.B. beim Selbstkatheterismus) berichteten allerdings, dass sie nach dem Absetzen der Einnahme bereits innerhalb einer Woche wieder Symptome des Infekts entwickelten. Preiselbeerpräparate können problemlos gemeinsam mit Antibiotika eingenommen werden, Wechselwirkungen sind bis dato nicht bekannt. Gerade nach Abschluss der meist nur kurzen Therapie mit Antibiotika sollen Preiselbeeren dann über mindestens 3 bis 4 Wochen angewandt werden, das ist die Zeit der höchsten Anfälligkeit für eine wiederkehrende Infektion oder einem Angriff der überlebenden und zunehmend aggressiveren Bakterien. In einer Studie wurde nachgewiesen, dass speziell isolierte antibiotikaresistente Koli-Bakterien eine unverändert hohe Empfindlichkeit auf die Wirkstoffe der Preiselbeeren hatten.

→ Dosierung von Preiselbeerprodukten

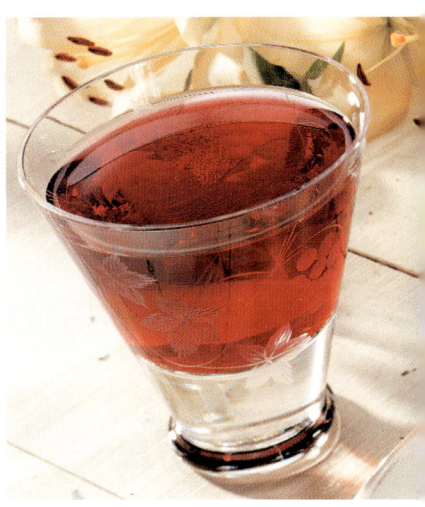

In den klinischen Studien wurden immer unterschiedliche Präparate eingesetzt, was den eindeutigen Rückschluss auf die „richtige" Dosierung wie für ein Arzneimittel erschwert. Man muss dazu jedoch bemerken, dass Preiselbeeren in Form der Säfte oder auch der natürlichen Extrakte grundsätzlich Lebensmittel sind, deren Obergrenze für die Einnahme weniger durch toxische Nebenwirkungen, sondern – wenn überhaupt – dann durch Unverträglichkeiten im Magen durch Übersäuerung gekennzeichnet ist. Es geht daher mehr darum, die Untergrenze für die Wirksamkeit zu finden.

Der Großteil der Untersuchungen wurde mit der amerikanischen Cranberry durchgeführt. Trotz bekannter Unterschiede der europäischen zu ihren amerikanischen Verwandten ist eine Ähnlichkeit der Wirkungen anzunehmen – mangels entsprechender Untersuchungen lässt sich jedoch die therapeutische Gleichstellung nicht mit Sicherheit feststellen.
Studien mit Cranberrysaft ergaben signifikante Verbesserungen der Rezidivrate oder anderer Messgrößen im Bereich von 50 ml (verdünnt auf 250 ml) einmal täglich bis hin zu dreimal 250 ml reiner, unverdünnter Saft täglich. Letztere Version wurde in der Studie von den Patienten allerdings nur mit Widerstreben angenommen.
Aus praktischer Erfahrung kann man schließen, dass die über den Tag verteilte Einnahme von mindestens 50 ml reinem Saft (in entsprechend ver-

dünnter Trinklösung) bereits gute Erfolge bewirkt. Bei höherem Infektionsrisiko oder einer Infektion im Anfangsstadium sind höhere Trinkmengen und gut über den Tag verteilte Einnahmen angeraten.

Extrakte, die in Kapsel- oder Tablettenform verwendet werden, sind schwieriger aus wissenschaftlichen Publikationen zu vergleichen, denn darüber gibt es weniger Berichte und auch kaum genaue Spezifikationen des eingesetzten Extraktmaterials. In der Regel leiten sich daher die Dosierungsstärken der Hersteller solcher Produkte von Vergleichen zum Saft oder der Frucht ab. Bei der Auswahl eines solchen Präparates sollte ein Konsument daher auf eine schlüssige Angabe achten bzw. lieber die Beratung eines Arztes, Apothekers oder Fachhändlers in Anspruch nehmen, wenn er sich unsicher ist. Angaben, die die Qualität eindeutig erkennen lassen, sind etweder das Frucht- bzw. Saft-Extrakt-Verhältnis oder die Angabe eines Mindestgehalts von wesentlichen Leitwirkstoffen wie Anthocyanen oder Proanthocyanidinen.

Der Zusatz von Vitamin C in Form von natürlichem Acerola-Extrakt (auch als fixe Kombination bei bestimmten Produkten wie z.B. PreiselSan oder Preisel-Caps) hat zwei positive Effekte: Natürliches Vitamin C wird vom Körper sehr gut aufgenommen und stärkt, wie allgemein bekannt, die Immunabwehr; darüber hinaus führt dieses Vitamin auch zum erwünschten Ansäuern des Harns, einer weiteren synergistischen Wirkung gegen die Bakterien.

Forschungsberichte aus anderen Anwendungsbereichen

→ Harnsteine

Die Bildung von Harnsteinen in der Niere und Blase ist für viele Betroffene ein sehr schmerzhaftes Erlebnis. Da sehr viele säurehaltige Obst- und Gemüsesorten mit hohem Oxalat-Gehalt die Steinbildung fördern, wird auch fälschlicherweise manchmal die Preiselbeere diesem Verdacht ausgesetzt. Auch ein hoher Vitamin-C-Gehalt eines Nahrungsmittels kann sich wegen dessen Metabolisierung in Oxalsäure negativ auf das Harnsteinrisiko auswirken. Eine Studie, publiziert im Jahr 2003 im British Journal of Urology, gibt eine klare Antwort: Trinken von Cranberry-Juice reduziert das Risiko einer Bildung von Kalziumoxalat-Steinen im Harn.

→ Mundhöhle/Zähne

Preiselbeersaft wurde in früheren Zeiten bereits gegen Mundfäule erfolgreich eingesetzt, eine Krankheit, die beim heutigen hygienischen Standard in Mitteleuropa kaum mehr vorkommt. 1998 wurde von einer Studiengruppe aus Israel über die Wirkung von Cranberry gegen Zahnplaque berichtet. Es handelt sich dabei offensichtlich um einen ähnlichen Mechanismus, welcher auch bei den Harnwegsinfektionen zur Verringerung der Adhäsion von Bakterien führt. Bei dieser Untersuchung wurde auch festgestellt, dass der Fruchtsaft keinerlei süßende Zusätze enthalten soll, denn diese heben die Wirkung wieder auf.

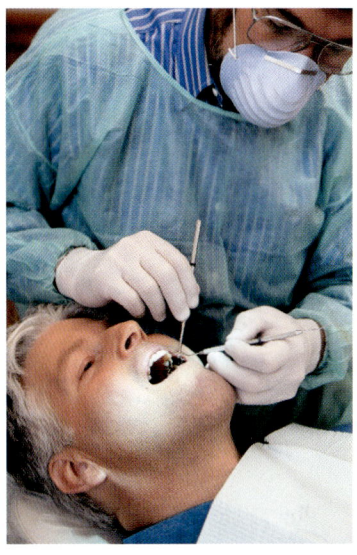

1998 wurde in einer Studie über die Wirkung von Cranberry gegen Zahnplaque berichtet.

Im Jahr 2004 folgte eine weitere gute Nachricht: Die besonders für HNO-Infektionen so gefährlichen Streptokokken sind auf Preiselbeer-Wirkstoffe empfindlich, d.h. die Bakterienzahl wurde nach mehrwöchiger Mundpflege mit einem entsprechend zubereiteten Mittel reduziert.

→ Magen/Helicobacter

Magengeschwüre werden häufig vom Bakterium Helicobacter pylori verursacht. Die Laborstudie einer israelischen Arbeitsgruppe zeigte, dass bestimmte Bestandteile der Cranberries in der Lage sind, auch die Anlagerung dieser Bakterien an die Magenschleimhaut und an rote Blutkörperchen zu verringern. Für eine Therapieempfehlung sind diese Ergebnisse allerdings noch nicht ausreichend.

→ Antioxidative Wirkung

Die Inhaltsstoffe der Preiselbeere und des Saftes entfalten eine starke Wirkung als Antioxidantien. Dieser Begriff wird zwar für viele „Wundermittel" in der Werbung verwendet, aber es gibt eine seriöse wissenschaftliche Basis für deren gesundheitlichen Nutzen: So genannte freie Radikale sind sehr reaktive Formen des Sauerstoffes, die für die Entgiftung im Körper eine wichtige Rolle spielen. Unter bestimmten Einflüssen werden jedoch zu viele freie Radikale produziert (z.B. hoher Blutdruck, Diabetes mellitus,

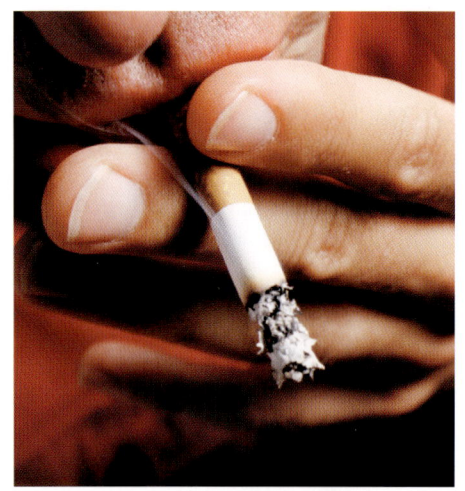

*Unter be-
stimmten Ein-
flüssen
(z.B. Nikotin,
fettreiche
Ernährung, ...)
werden im
Körper zu viele
freie Radikale
produziert.*

hohe Blutfette, Entzündungen), zu viele von außen zugeführt (Nikotin, fettreiche Ernährung) oder deren Abbau nicht ausreichend durchgeführt (mangelnde Zufuhr von Antioxidantien über die Ernährung). Die Konsequenz ist ein „oxidativer Stress", der sich durch Absinken der Leistungsfähigkeit, Anfälligkeit für Infekte äußert und die Entstehung schwerer Krankheiten wie Arteriosklerose und Krebs fördert.

→ Cranberry gegen Krebs

An verschiedenen experimentellen Modellen wurden in den letzten Jahren die Einflüsse von Inhaltsstoffen der Cranberries auf das Wachstum von Prostata-, Brust-, Zervikal- und Dickdarmkrebszellen untersucht. Übereinstimmend wurde eine Hemmung des Krebszellenwachstums in Laborversuchen festgestellt, das sich nach Behandlung der Zellkulturen mit Extraktionsgemischen aus der Cranberry ergab. Ein klinischer Nachweis über die Wirkung von Cranberries gegen das Krebswachstum wurde bislang noch noch nicht erbracht.

→ Cranberry gegen Arteriosklerose

Die Oxidierung von LDL-Cholesterin wird als Ursache für die Arteriosklerose angenommen. In mehreren Laborstudien wurde nachgewiesen, dass Cranbeerysaft die Oxidierung von LDL-Cholesterin verhindert. Daraus kann abgeleitet werden, dass dieser Saft auch einen positiven Einfluss auf die Gesundheit der Herzmuskel-Gefäße ausüben kann.

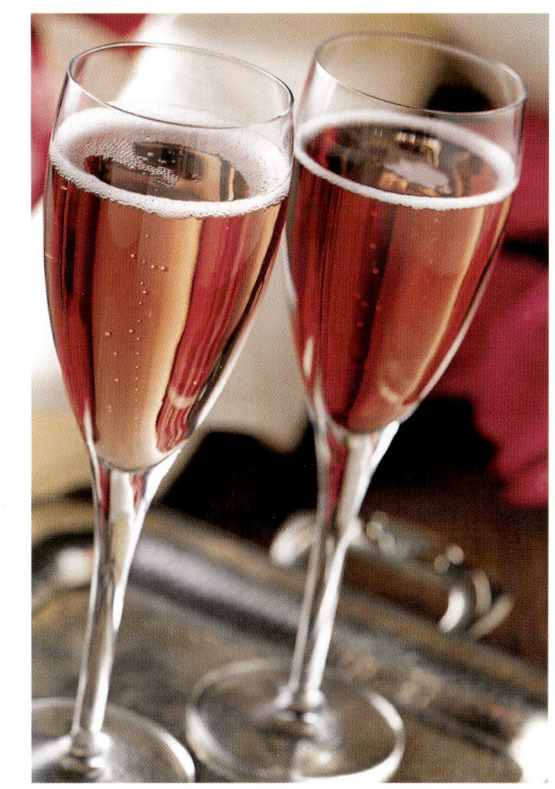

Preiselbeeren als Genussmittel

Als Beilage zu Wildgerichten sind Preiselbeeren aus der guten Küche nicht wegzudenken. Daneben gibt es natürlich eine Vielzahl von Rezepten für süße oder obstige Zubereitungen, die den Rahmen dieses Buches sprengen würden – sie sind auch weniger für den medizinischen Zweck geeignet, da entweder die Fruchtmenge oder die Art der Zubereitung nicht das Erreichen der notwendigen Wirkstoffkonzentration garantiert. Als Ergänzung zur Preiselbeertherapie sind auch solche Leckereien immer geeignet.

Um die Aufnahme von Flüssigkeit anzuregen bzw. den Aspekt „Gesundheit" auch in Kombination mit Alkohol zu heben, sind einige Mixrezepte und Cocktails angeführt, die sich mit reinem Cranberry- oder Preiselbeersaft leicht zubereiten lassen. Zur Erinnerung: 5 cl reiner Cranberry-/Preiselbeersaft entsprechen der medizinisch erfoderlichen Untergrenze für die Tagesdosis gegen Harnwegsinfektionen. Und noch etwas: Vermeiden Sie Alkohol bei bereits entzündeter Blase!

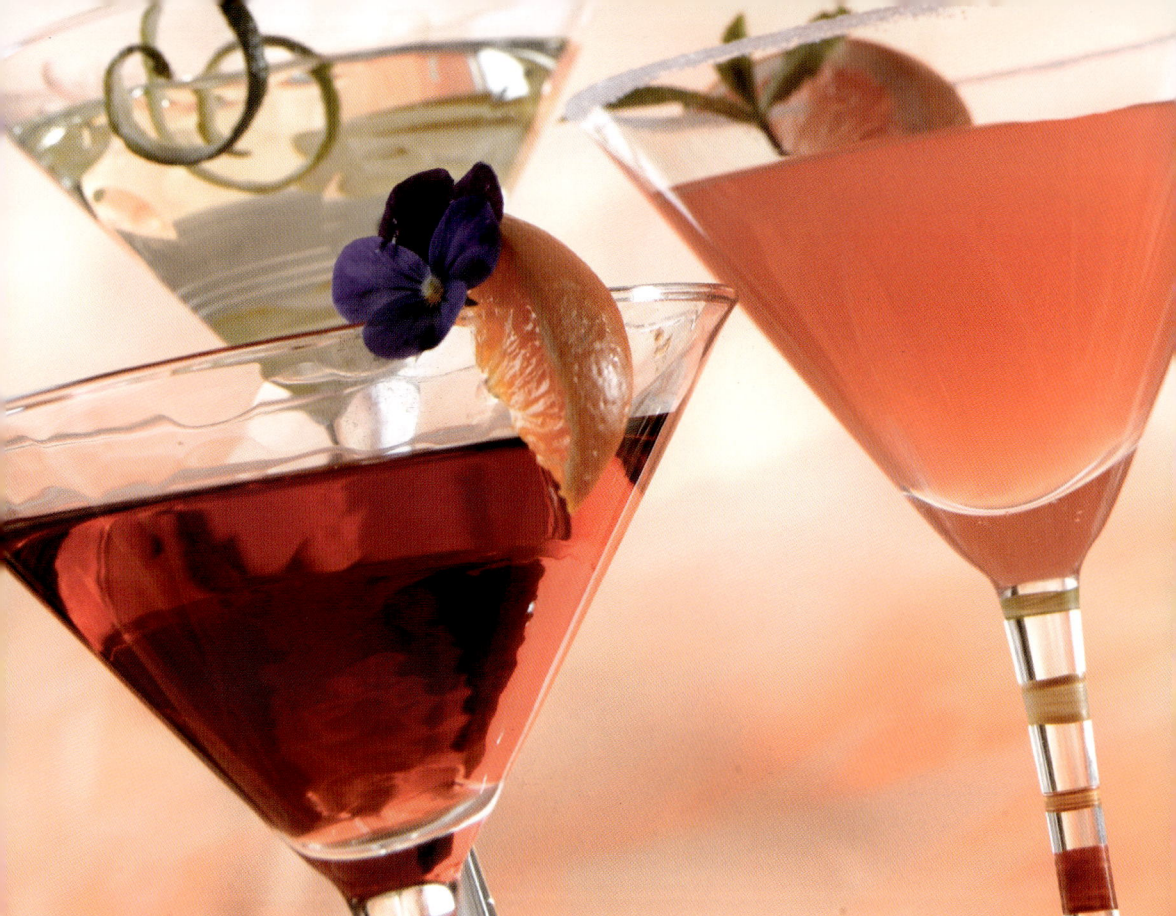

Cosmopolitan
2 cl Cranberry-/Preiselbeersaft
3 cl Absolut Citron Spirit
1 cl Cointrau
1 cl Limettensaft
Schütteln und in ein mit einer Orangenschale verziertes
Cocktailglas gießen.

On the Beach
5 cl Cranberry-/Preiselbeersaft
5 cl Orange Juice
2 cl Poire Au Cognac Xante
2 cl Pfirsichgeist
Zerhacktes Eis
Im Mixer aufrühren und in ein hohes Glas geben.

Nice Time on the Beach
6 cl Cranberry-/Preiselbeersaft
6 cl Ananassaft
2 cl Pfirsich-Likör
4 cl Wodka
Mit Eiswürfeln oder zerhacktem Eis,
Kirsche und Ananasscheibe servieren.

Nordic Time
6-8 cl Cranberry-/Preiselbeersaft
4 cl Wodka
Mit Eis servieren – das hält Eisbären gesund!

Bowle *(fast alkoholfrei)*
1 l Cranberry-/Preiselbeersaft
1 Flasche Erdbeerwein
1 Flasche Apfelwein
2 l Sprite
Frische Früchte (Erdbeeren, Preiselbeeren,
nach Verfügbarkeit)
Zucker nach Bedarf
Zutaten in einer Bowleschüssel ansetzen
und etwas ziehen lassen; Sprite erst am Schluss
dazugeben, gekühlt oder mit Eiswürfel servieren.

Caesaro Kiss *(mit und ohne Alkohol)*
5 cl Cranberry-/Preiselbeersaft
5 cl Orange Juice
Mit Soda nach Geschmack aufspritzen
und mit Orangenscheibe servieren.
Variante für einen anregenden Impuls:
Prosecco oder Sekt statt Soda.

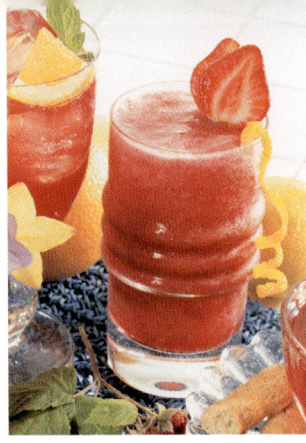

In the Ring

6 cl Cranberry-/Preiselbeersaft
6 mittelgroße Erbeeren (halbiert)
1 Banane (in Scheiben
geschnitten)
Zerhackte Eiswürfel oder Vanilleeis
Zusammen im Mixer (oder mit Rührstab)
zerhacken und mischen;
in großem Glas servieren.

Cranberry Summer Breeze

4 cl Wodka
2 cl frischer Limonensaft
3 cl Pink Grapefruitsaft
2 cl Cranberry-/Preiselbeersaft
In einem Longdrinkglas mit Würfeleis schütteln.
Deko-Tipp: Frischer Minz-Zweig,
Limonenachtel und dunkle Weintrauben.

Ducktail

2 cl Wodka
2 cl Havanna Club 3 Jahre
2 cl Zitronensaft
1 cl Grenadinesirup
3-4 cl Cranberry-/Preiselbeersaft
Alle Zutaten im Cocktail-Shaker schütteln
und in einem Longdrinkglas auf Würfeleis abseihen.
Zum Schluss mit ca. 6 cl Sodawasser aufgießen.
Dieser wunderbar fruchtige Cranberry Fizz
eignet sich hervorragend zur Erfrischung
in warmen Sommernächten.

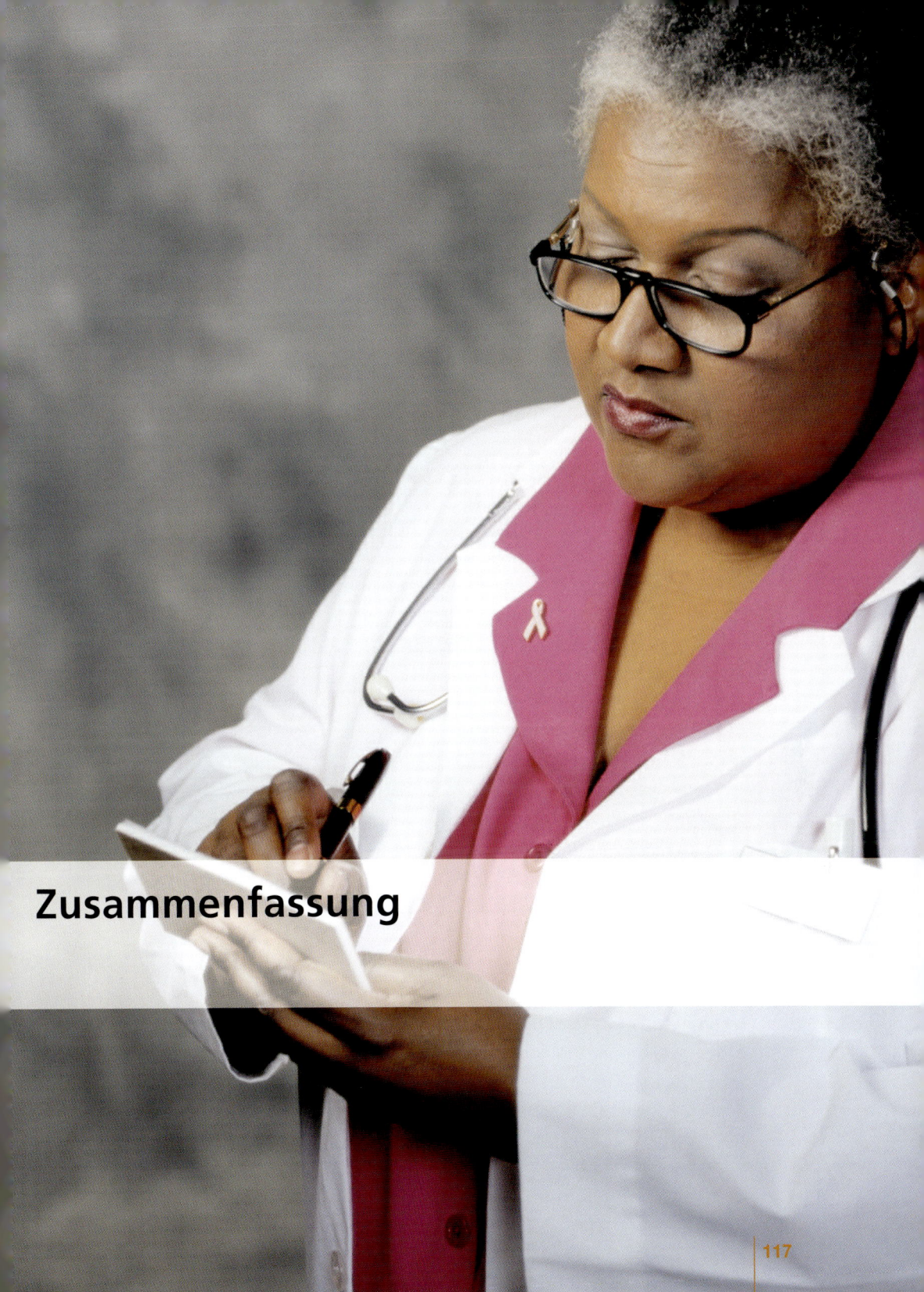

Zusammenfassung

Harnwegsinfektionen gehören zu den häufigsten bakteriellen Infektionen. Mit rund 1/5 aller Frauen ist vor allem das „schwache" Geschlecht aufgrund seiner anatomischen Verhältnisse (kurze Harnröhre) stärker betroffen als Männer. Während bei Frauen mit dem Beginn der sexuellen Aktivität eine erste Stufe erhöhten Risikos erreicht wird, entwickeln Männer erst im höheren Alter mit prostatabedingten Blasenentleerungstörungen eine höhere Anfälligkeit.

Als Harnwegsinfektion bezeichnet man die Anwesenheit von Mikroorganismen im Harntrakt. Man spricht von einer Zystitis (bakterielle Blasenentzündung), wenn durch Laboruntersuchung des Urins mehr als 100.000 Keime pro ml festgestellt wurden und die typischen Symptome wie Brennen beim Wasserlassen und ständiger Harndrang auftreten. Bei Fortschreiten der Infektion kommt es zu einer Beteiligung der Nieren in Form der Pyelonephritis (Nierenbeckenentzündung).

In der Diagnose und Therapie wird neben dem Ort der Entzündung innerhalb des Harntraktes auch zwischen komplizierten und unkomplizierten Infektionen unterschieden. Die überwiegende Form ist die unkomplizierte Harnwegsinfektion der ansonst gesunden Frau: Der Harntrakt ist anatomisch und funktionell intakt und es bestehen keine zusätzlichen Komplikationsfaktoren.

Aufgrund des Risikos einer komplizierten Harnwegsinfektion ist bei
→ Kindern (Harnwegsinfektionen können durch Fehlbildungen verursacht sein),
→ Männern (Prostatavergrößerung, Steinbildung, Nebenhodenentzündung),
→ Schwangeren und
→ rezidivierenden unkomplizierten Harnwegsinfektionen der Frau
eine weitere Abklärung immer erforderlich.

Als rezidivierend bezeichnet man Harnwegsinfektionen mit einer Häufigkeit von mehr als 4 Episoden pro Jahr. Dabei handelt es sich entweder um einen Relaps der gleichen Erregerart oder um eine Reinfektion mit einem anderen Keim. Rezidivierende Harnwegsinfektionen führen bei mehrfacher Anwendung von Antibiotika zu problematischen Folgeerscheinungen wie selektive Resistenzen, Schädigung von Darm- und Scheidenflora und Pilzinfektionen.

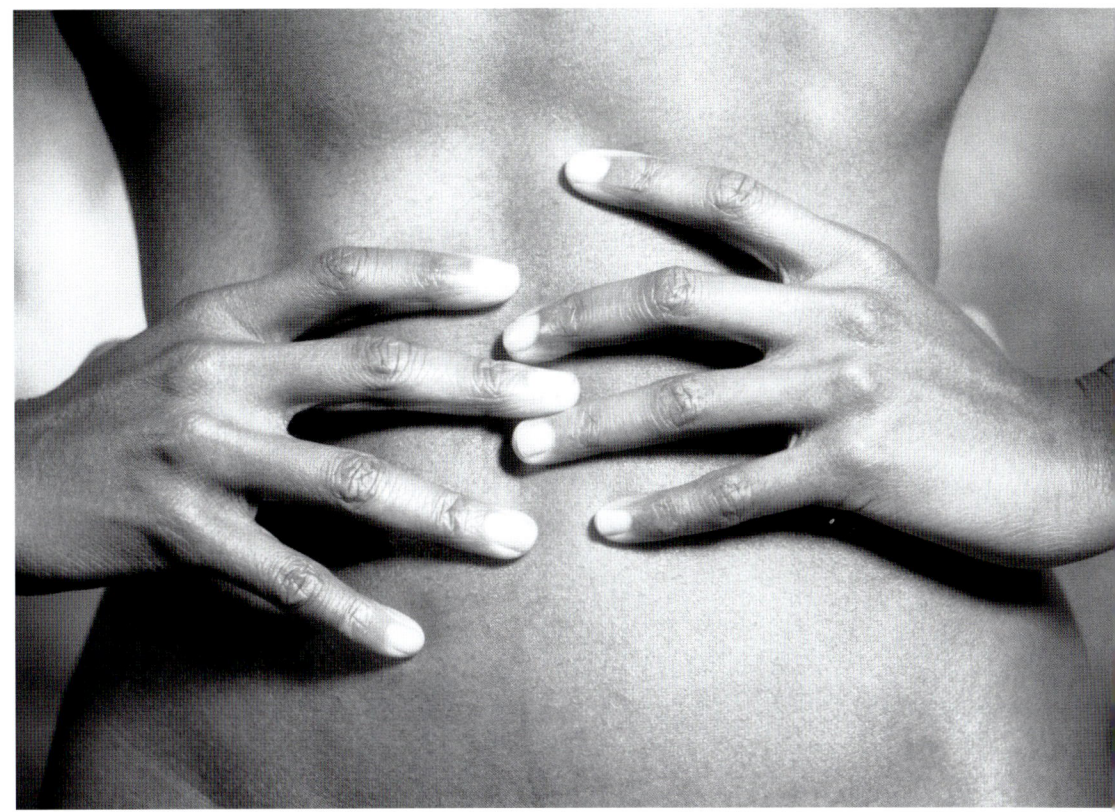

Der häufigste Erreger von Harnwegsinfektionen ist Escherichia coli, ein Bakterium aus dem eigenen Darm, wie auch die Enterokokken. Im Krankenhaus erworbene Harnwegsinfektionen sind meist durch Proteus, Klebsiella, Pseudomonas und Staphylokokken verursacht.

Die typischen Symptome für eine Harnwegsinfektion sind
- → **brennende Schmerzen bei der Miktion,**
- → **ständiger Harndrang,**
- → **evtl. Schmerzen im Bereich des Unterbauchs während des Urinierens,**
- → **Urin mit unangenehm fauligem Geruch, Trübung, eventuell rote Färbung.**

Ein besonderes Risiko für Harnwegsinfektionen liegt vor, wenn

die Einwanderung von Keimen begünstigt wird durch
- → weibliches Geschlecht (kurze Harnröhre),
- → bestimmte Verhütungsmittel (Spermizide, Diaphragma, Spirale ...),
- → Austrocknung der Scheidenoberfläche (Östrogenmangel, Wechseljahre),
- → Manipulationen am Harntrakt (Katheter, Zytoskopie),
- → Rückfluss von Harn aus der Blase in den Harnleiter und Niere (entwicklungsbedingte Fehlbildungen bei Kindern),
- → Schwangerschaft,
- → Zucker im Harn (Diabetes mellitus).

Harnabflussstörungen die ungestörte Vermehrung von eingedrungenen Keimen erleichtern:
- → Harnsteinleiden,
- → vergrößerte Prostata,
- → Schwangerschaft,
- → Blasenentleerungsstörungen mit neurologischer Ursache und nach Operationen,
- → Fehlbildungen, Verletzungen, Verengungen durch Entzündungen oder Geschwülste in den Röhrenorganen.

Abwehrmechanismen gestört sind:
- → Immundefekte (Aids),
- → Kortisonbehandlung oder therapeutische Immunsuppression (nach Organtransplantationen),
- → Behandlung mit Strahlen oder Zytostatika
- → Abwehrschwäche bei Säuglingen und Kleinkindern oder chronisch Kranken.

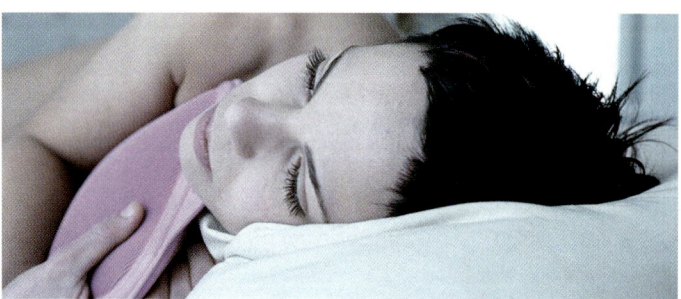

Personen, die zu wiederkehrenden Harnwegsinfektionen neigen, werden eine Reihe von Maßnahmen zur Prävention empfohlen:

→ Blase regelmäßig entleeren, Harn nicht zurückhalten.
→ Trinkmenge erhöhen und dabei auch sinnvolle Getränke einbauen wie Preiselbeersaft, Blasentee.
→ Wärme (Unterleib, Füße).
→ Immunabwehr stärken (Ernährung, Sport, Psyche).
→ Säuberung des Anus nach dem Toilettengang von vorne nach hinten.
→ Auf gesunde Scheidenflora achten – übertriebene Hygiene mit Detergentien vermeiden.
→ Wechsel von Tampon auf Binde.
→ Überprüfung der Verhütungsmethode auf Auslösung eines Harnwegsinfektionsrisikos.
→ Blase möglichst knapp vor und nach dem Sexualverkehr entleeren.

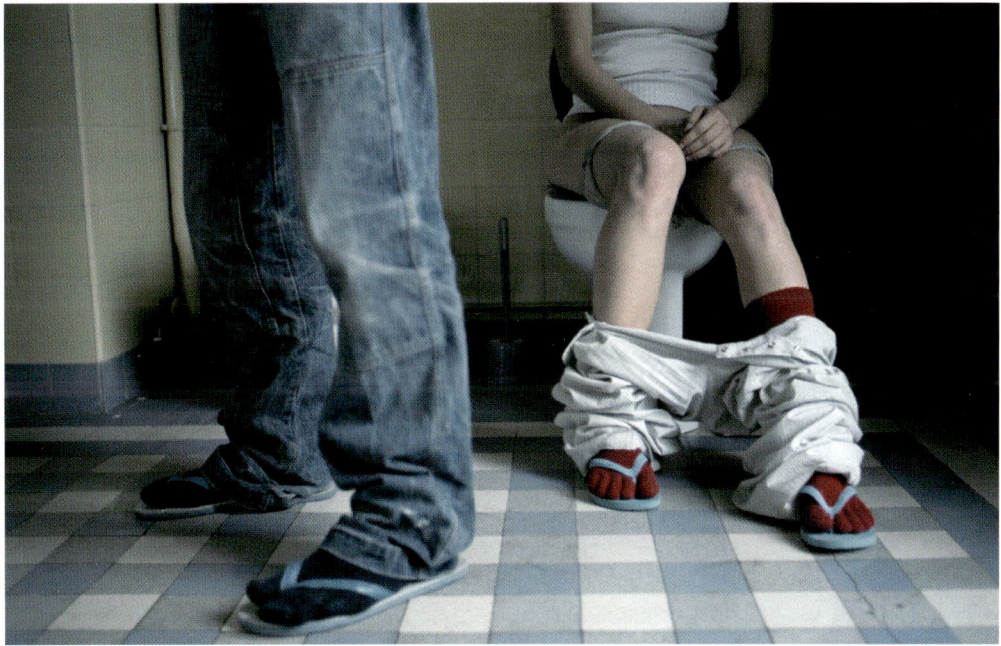

Übertragbare Geschlechtskrankheiten können im Anfangsstadium Symptome erzeugen, die mit Harnwegsinfektionen verwechselbar sind. Bei unklarer Ursache oder auffälligen Anzeichen sollte daher durch einen Facharzt eine eindeutige Diagnose gestellt werden. Auch Infektionen mit Chlamydien und Pilzen sind leicht beim Geschlechtsverkehr übertragbar, weshalb dann auch eine Therapie des Sexualpartners erfolgen muss.

Katheter verursachen oft Harnwegsinfektionen, gerade in Krankenhäusern und Pflegeheimen. Dies betrifft insbesondere die Anwendung von Dauerkathetern in der Pflege und sollte mit besonderen Maßnahmen verbunden werden:

→ Strenge Indikationsstellung für Dauerkatheter („pflegerische Gründe" sind keine Indikation),

→ Inkontinenzursache abklären und, wenn möglich, beseitigen,

→ gründliche Katheterpflege, entsprechende Maßnahmen beim Katheterwechsel.

Preiselbeeren als natürliche Prävention von Harnwegsinfektionen

Was bei uns in Mitteleuropa schon fast in Vergessenheit geriet, wurde in Amerika zum Gegenstand wissenschaftlicher Untersuchungen gemacht: Die Wirkung des Naturmittels Preiselbeere (amerik. Cranberry) zur Vorbeugung und Behandlung von Harnwegsinfektionen. In den letzten zwei Jahrzehnten hat man einen Erkenntnisstand erreicht, der auch nach schulmedizinischen Grundsätzen eine Empfehlung rechtfertigt. Die Wirkung beruht auf einer Veränderung der Bakterienoberfläche durch die Wirkstoffe der Preiselbeere, wodurch in der Folge die Bakterien die Fähigkeit zur

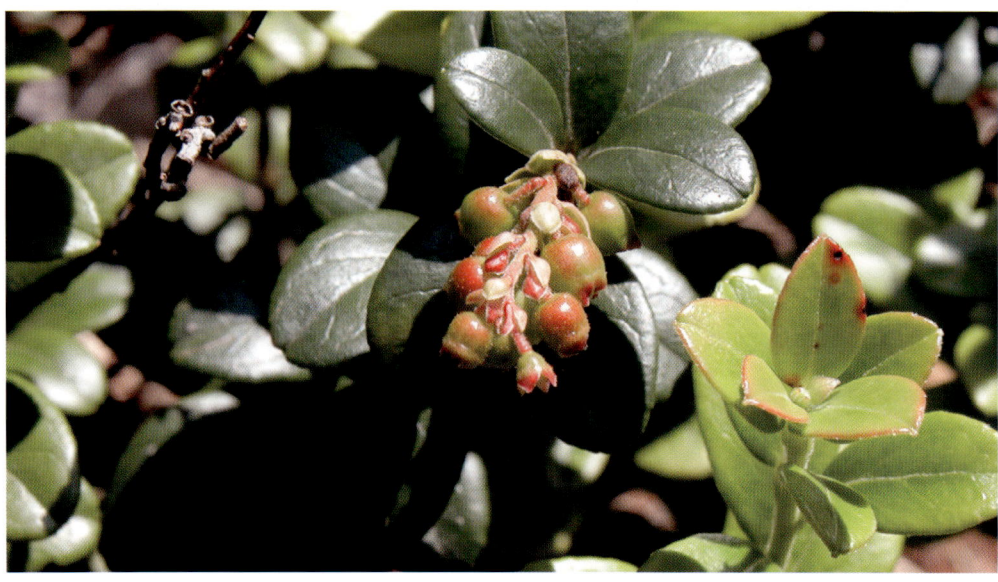

Adärenz (Anhaftung) an der Blasenwand verlieren. Somit werden sie vollständiger durch den Urin aus der Blase ausgeschwemmt und können sich nicht vermehren und die Infektion auslösen.

Dieses Wirkprinzip ist nicht mit einem Antibiotikum vergleichbar. Da die Bakterien nicht getötet werden, ist dieses Naturmittel klarerweise bei bereits massiver Infektion zu schwach, jedoch hilft es auch noch bei Anklingen der ersten Symptome und führt auf keinen Fall zu den gefürchteten Resistenzen. Preiselbeeren/Cranberries sind ein ideales Mittel zur Prävention von Harnwegsinfektionen.

Um mit diesem Naturmittel Erfolg zu haben, sind folgende Bedingungen einzuhalten:

→ Einnahme einer entsprechenden Portion mindestens zweimal täglich, weil die Wirkstoffe vom Körper in 8 bis 12 Stunden abgebaut werden.

→ Die Mindestmenge liegt bei 50 ml reinem Saft täglich oder einer entsprechenden Zubereitung als Tabletten oder Kapseln.

→ Die Wirkung setzt rasch ein – ein aufkeimender Infekt kann bei sofortiger Einnahme meist noch abgefangen werden (zwei bis dreifache Dosierung über zwei Tage erforderlich!).

→ Nach dem Absetzen der Einnahme klingt die Wirkung innerhalb weniger Stunden bis Tage ab. Es ist also eine dauernde Einnahme während des höheren Infektionsrisikos notwendig. Das sind 3 bis 4 Wochen nach einer Antibiotika-Therapie eines akuten Infektes bis zu einer permanenten Einnahme, wenn die Ursache der Harnwegsinfektionen nicht beseitigt werden kann.

Preiselbeerpräparate können problemlos gleichzeitig mit Antibiotika eingenommen werden, sie sind bestens für Kinder und Schwangere geeignet und als reine Produkte ohne Zuckerzusätze auch für Diabetiker verträglich.

Abbildungsnachweis

CAESARO MED: 84
Hagen Schaub: 62, 98
Institut für Geschichte der Medizin, Wien: 9, 95
natur ganz nah: 86, 88, 89
ÖAZ: 33
Ocean Spray: 53 , 75, 94, 97, 99, 100, 101, 102, 103, 104, 105, 106, 109, 113, 114, 116, 122, 122, 123
PhotoAlto: 1, 12 (oben), 14, 16, 21, 24, 26, 35, 36, 37, 38, 43, 48, 49, 51 (oben), 52, 56, 58, 59, 60, 64, 74, 112, 120, 121
PHOTODISC: 8, 10, 11, 12 (unten), 15, 22, 25, 30, 39, 40, 41, 42, 44, 45, 46, 47, 54, 55, 65, 70, 71, 72, 73, 76, 77, 78, 79, 80, 81, 82, 85, 92, 93, 107, 108, 111, 116, 117, 119
Verlagshaus der Ärzte: 19, 20, 29, 32, 51 (unten), 67, 68, 92

Register